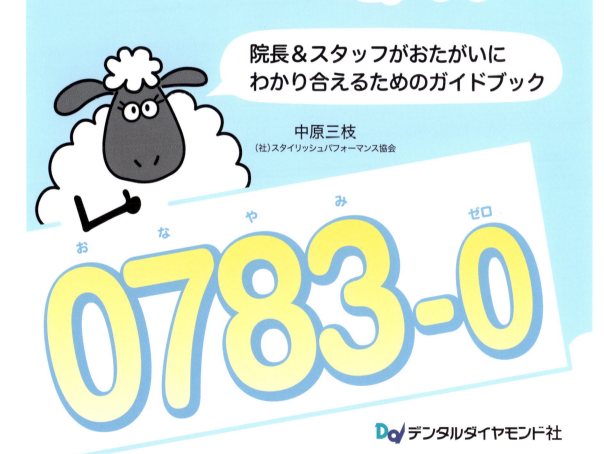

刊行にあたって

　本書を手にとってくださった歯科医師や歯科衛生士をはじめとするスタッフの皆様、現在お勤めの歯科医院の雰囲気はいかがでしょうか？　院内のコミュニケーションは十分にとれて、みんながお互いを慈しみ合い、リスペクトし合って診療に臨んでいるでしょうか？

　予約制の診療で時間に追われるなか、院長・スタッフ間がコミュニケーションをとってお互いの理解を深めていくのはかなり難しく、ほとんどの歯科医院で不十分なのではないかと思います。些細なボタンのかけ違いが日常茶飯事で起こり、それがだんだんと大きな亀裂となってギクシャクした関係に至ってしまうことも……。その末路の最たるものが、よく耳にする「ある日突然、スタッフ全員が辞表を提出」という大惨事でしょう。これは、院長にとってもスタッフにとっても歯科医院にとっても不幸であり、そして最も被害を受けるのは十分な歯科医療を受けられない患者さんです。

　「そんなこと言っても、患者さんにも治療にも時間にも気を配っているなか、スタッフ（院長）が何を思っているかなんて、考えていられない」と思っている方は多いかもしれません。あるいは、「スタッフ（院長）とコミュニケーションをとって、自分ができることは協力したいが、そのきっかけがない」と考えている方もいるでしょう。仕事上のパートナーとして、お互いを理解し合えていれば、診療がスムーズに進み、どちらも無用なストレスを抱えずに済むのは、誰もが同意するところだと思います。直接相手の考えを聞いたり思いやったりする時間がない、あるいはきっかけがないという院長やスタッフの方に向けて企画したのが本書です。

　本書は、1つのテーマを院長サイドとスタッフサイドがそれぞれどのように捉えているかを解説しています。本書を読むことにより、院長はスタッフの、スタッフは院長の考えがある程度わかるようになります。いわば、院内の人間関係の橋渡しとなる本です。疾患も人間関係も、早めの対処がその後を左右します。誰にとってもストレスフリーな歯科医院とするためのヒントが盛りだくさんの本書を、ぜひご活用ください。

デンタルダイヤモンド社　編集部

Contents

1章「組織」

01 裁量・判断 ～～～～～～～～～～～～～～～ 10
明確な指示を出すことがリーダーの仕事 ／ 報・連・相を身につける

02 ミーティング ～～～～～～～～～～～～ 16
意味のあるミーティングを行いたい ／ ミーティングをしても意味がない

03 カイゼン ～～～～～～～～～～～～～～～ 22
問題発見能力を育む"ヒヤリハットノート" ／ 同じミスを繰り返したくない

04 協働 ～～～～～～～～～～～～～～～～～ 28
チームワークを高めたい ／ 協力し合う職場にしたい

05 不和 ～～～～～～～～～～～～～～～～～ 34
スタッフがグループを作って対立している ／ 協調性のないスタッフとの溝

院内ニンゲンカンケイのおなやみQ&A

2章「人事」

01 採用 ～～～～～～～～～～～～～～～ 42

よい人材を見極める面接のポイント ／ 自分に合った職場を見つける方法

02 退職 ～～～～～～～～～～～～～～～ 48

急に「辞めたい」と言われても…… ／ 辞めたくなったら

03 スピード退職 ～～～～～～～～～～～ 54

たった2ヵ月で辞めたいと言われても…… ／ 入って2ヵ月だけど、もう辞めたい……

3章「教育」

01 新人 ～～～～～～～～～～～～～～～ 62

新人を迎える準備 ／ 新人としての心構え

02 セミナー ～～～～～～～～～～～～～ 68

セミナー参加を効果的なものにしてほしい ／「セミナーに行ってきて」と言われたら

03 新人教育 ～～～～～～～～～～～～～ 74

新人スタッフ教育はどうしたらうまくいくのか ／ 新人スタッフ教育のコツ

4章「診療」

01 中断 ——————————————————— 82

来院中断への対策 ／ 来院中断を減らしたい

02 小児とのかかわり ——————————— 88

スタッフの子どもへの対応 ／ 子どもの対応でイライラする

03 電話応対 ——————————————— 94

受付の電話応対でのトラブル ／ 感じよく電話応対ができない受付

5章「経営」

01 数字意識 ——————————————— 102

数字意識をもって行動する ／ 数字意識をもって "できる" スタッフを
目指す

02 セルフケアグッズ ————————————— 108

セルフケアグッズを患者に提案してほしい ／ セルフケアグッズの勧め方

03 節約 ————————————————— 114

無駄遣いをやめさせたい ／ 節約を意識させる

院内ニンゲンカンケイのおなやみQ&A

6章「福利厚生」

01 忘年会 ————————————————————— 122

忘年会なんてやりたくない ／ 忘年会がつまらない

02 研修旅行 ————————————————————— 128

研修旅行に行きたくないとスタッフに言われたら ／ 研修旅行に行きたくない

7章「エトセトラ」

01 相互理解 ————————————————————— 136

スタッフを理解できない ／ 院長を理解できない

02 清掃 ————————————————————— 142

スタッフルームが汚い ／ 院内清掃がいい加減すぎる

03 思いやり ————————————————————— 148

患者さんの気持ちになって仕事をしてほしい ／ クレームにならないように

04 お誘い ————————————————————— 154

スタッフが患者さんに誘われたら ／ 患者さんに誘われたら

院内ニンゲンカンケイのおなやみQ&A

05 おなやみ ～～～～～～～～～～～～～～～～ 160
おなやみから「転ばぬ先の杖」を ／ おなやみは成長の種

8章「書き込みドリル」あなたならどうする!? ～～～～～ 167

1章 「組織」

01 裁量・判断
- ▶院長 【 明確な指示を出すことがリーダーの仕事 】
- ▶スタッフ【 報・連・相を身につける 】

02 ミーティング
- ▶院長 【 意味のあるミーティングを行いたい 】
- ▶スタッフ【 ミーティングをしても意味がない 】

03 カイゼン
- ▶院長 【 問題発見能力を育む"ヒヤリハットノート" 】
- ▶スタッフ【 同じミスを繰り返したくない 】

04 協働
- ▶院長 【 チームワークを高めたい 】
- ▶スタッフ【 協力し合う職場にしたい 】

05 不和
- ▶院長 【 スタッフがグループを作って対立している 】
- ▶スタッフ【 協調性のないスタッフとの溝 】

01 裁量・判断

明確な指示を出すことがリーダーの仕事

> **Q** 当院のスタッフは、私が指示したことに関して、何も報告しません。終わったころにこちらから声をかけると、「あっ、まだです」と悪びれる様子もなく言うので、カチンときます。どうしたら、報告を徹底させることができるでしょうか。
>
> （39歳、院長）

A 院長は、スタッフに曖昧な「指示」を出していませんか？　まずは振り返ってみてください。そもそも、20〜30代の女性スタッフに、指示と報告の重要性、および「仕事脳の理解と習慣づけ」（「スタッフを理解できない」参照）を伝えていますか？

「そんなの社会人として当たり前でしょ」、「これって普通だよね!?」なんて思わないでください。スタッフと院長の普通が同じとはかぎりません。「何回も言ったからわかっているはず」と思いたい気持ちもわかりますが、指示をよく理解できていないと、相手は「初めて聞いた」と受け取ることもあります。

スタッフの教育は、組織作りのために必要なプロセスと考えてください。

仕事とは結果を出すことです。結果を出すために、指示と報告があることを全員で共有しましょう。

指示と報告の基本

院長には、指示と報告の際に「一声の徹底」を意識してほしいです。具体的には、指示をしたら「報告してね！」、報告されたら「ありがとう」と言い添えることです。

一方、スタッフのなかには指示と報告について、「何て言ったらよいのか、わからなくって……」、「それも言わないとダメだったんですね」と、何をどのように言えばよいのか理解していなかったり、「いつ伝えればよいのか、わかりませんでした」と、報告のタイミング

を図りかねているケースもあります。

そこで、「何を、どのように、いつ」伝えるのかを、誰にでもわかる表現で周知させることがポイントです。

1．指示の受け方の基本
①呼ばれたら「はい」と返事する
②メモを取り、要点を書き留める
③質問は最後まで聞き終えてから行う
④数字や固有名詞、期限は復唱して確認する

2．報告の基本
①指示された仕事が終了したら、指示をした人に報告する
②報告のタイミングは、相手の都合に合わせる
③結論から先に伝え、その後に理由や経過を説明する
④意見と感想は、事実と分けて伝える

以上のポイントを徹底させるために、朝礼や終礼などで検証をしてください。

また、各ポイントをポスターにして張り出したり、報告方法をフォーマット化したり、報告が上手なスタッフに見本を見せてもらうなどして、ブラッシュアップするのもよいでしょう。

 指示は明確に

指示をする側の院長も、「明確な指示を出しているか」を見直してみましょう。熟年夫婦ではないのですから、「アレしといて」、「言っといて」、「書いといて」といった曖昧でいい加減な指示ではいけません。

受け取る側のスタッフにとっては、それが指示なのか、希望なのか、ぼやきなのか、そもそも誰に言った言葉なのかすらわかりにくいので、右から左に聞き流されてしまいます。もしくは、「報告ができないのは、指示が曖昧なせいです！」なんて、開き直られてしまうことも……。

そこで、指示をする際には目的を明確に伝えてください。基本は以下のとおりです。

「○○のために、○○を○○までにしてください。それが終わったら○○に報告をしてください」（5W 1Hを意識）

場合によっては、指示を実行しなかったらどうなってしまうのか、リスクなどをあらかじ

【01 裁量・判断】

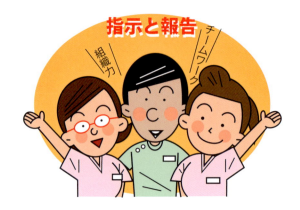

め説明しておくとよいでしょう。

 報告、連絡、相談　まずは院長から！

　歯科医院で行う治療には、組織力やチームワークが不可欠です。指示と報告は、その基本となるものです。

　さらに、「連絡」によって、スタッフ全員で情報を共有できます。とくにミスや失敗については、同じことを繰り返さないためにも、情報の共有を徹底させましょう。

　また、組織を円滑にマネジメントするためには、「相談」も大切です。悩む前にまず相談。院長自身がスタッフに、「相談があるのだけれど」と促してみてはいかがでしょうか。

●

　きちんとした指示と報告が定着すれば、院内マネジメントは楽になります。新人育成のつもりで、改めてスタッフ全員で「報・連・相の徹底」に挑戦してみてください。きっと、組織の一員としての自覚が出てくるはずです。小さな結果の積み重ねが、医院改善の鍵となるでしょう。

01 裁量・判断

報・連・相を身につける

Q 「お前たちはホウレンソウがなってない！」と、よく院長から叱られます。報告、連絡、相談が大事なのはわかっているつもりです。意識してやってはいるのですが、うまくいきません。何が足りていないのかがわからず、また後輩たちへの指導方法についても悩んでいます。　　　　　　（35歳、歯科衛生士）

A まずは明確な指示をもらうことです。指示内容を曖昧なまま受け取るのは危険で、それでは目的は達成されません。そう、誰も幸せになれないのです。「いつまでに、誰に、何を、どのように、どうするのか」、指示内容をきちんと確認してから受けてください。

　仮に、「報・連・相」が機能していない歯科医院をイメージしてみてください。恐ろしいことになるでしょう。医療現場の仕事は、チームで成り立っています。一人の勝手な判断で行動してはいけませんし、ルールを守らなければ、よい結果は出ません。

　チームのなかであなたが感じた「小さなこと」が、医院にとって「大きなこと」に繋がっていくこともあります。思い込みや感情に流されないように、注意しましょう。

「報告」は義務

　報告は、「簡潔、明瞭に」が基本です。指示を受けた人に、タイミングを見計らって報告します。必ず「結論」から先に伝え、その後に理由や経過を説明します。意見と感想は、事実と分けて伝えましょう。報告のなかに、感情や憶測は必要ありません。

　報告をするときには、頭の中で一度文章として整理し、言葉を選びましょう。その場で浮かんだ言葉をただ並べても、意味不明になってしまいます。また、報告方法に個性は必要ありません。自分らしさや一生懸命さのアピールは不要です。

　さらに、指示されてから結果の報告までに期間が空く場合には、「途中経過報告」も必要

【01 裁量・判断】

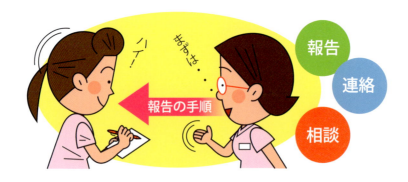

です。時間が経つ間に指示の内容が変わる可能性もありますから、途中経過を報告するとともに、指示内容の確認をするとよいでしょう。

　自分が誰かに何かをお願いしたときのことを考えてみてください。何も報告がないと、お願いしたことは終わったのか、まだなのか、問題はなかったのかが判断できずにモヤモヤすると思います。期限が差し迫ってから「できませんでした」と泣きつかれても、手の打ちようがないでしょう。

　タイムリーな報告がないと、余計な仕事を増やすことにもなりかねません。医院全体でスムーズに仕事をするために、報告は絶対に必要なことだと認識してください。

 ## 「連絡」は絶対

　職場では、情報の共有を徹底しなければいけません。組織が身体だとすれば、情報は血液のようなものです。「連絡し忘れていた」は命取りです。

　また、連絡が届いていたのに了解していないのも困りものです。「聞いていません」、「知りませんでした」といった言い訳はさらにNGです。

　他人に迷惑をかけないためにも、情報共有の仕組み作りは大事な仕事です。そして、その仕組みが円滑に運用されるように、全員で話し合い、責任者を設定し、絶えず確認しましょう。連絡ミスによるトラブルは、予防できるはずなのです。

 ## 「相談」は当たり前

　悩んでいても、悩みは解決しません。悩みに大きいも小さいもありません。わからないこ

と、納得できないこと、安心できないこと、知らないことがあるのは当たり前です。

　とくに注意したいのが、「一人で判断して行動すること」です。勝手に決めて行動した結果、院内全体が迷惑することもあります。そこで、自分一人では判断がつかない場合は、必ず院長や先輩に相談しましょう。その際は、

「質問してもよろしいですか？」

「相談したいことがあるのですが、お時間いただけますか？」

と声かけをしてくださいね。人生の先輩の意見は、あなたの考え方の幅を広げてくれるでしょう。好き嫌いで人を選ばずに、「経験者の声」から学ぶ姿勢を身につけましょう。

新人への指導

　後輩に報・連・相について指導する際には、まずは報告の手順をメモさせて、その順番に沿って言葉を並べるように指導してください。よくある失敗は「勝手な判断」です。

　さらに、指示する側を体験させて、その気持ちを理解してもらうのもよいでしょう。言葉で伝えるだけではその重要性が伝わりにくいので、感じ取ってもらえることがよいトレーニングになるはずです。

●

　"簡潔に報告できる人＝仕事ができる人"という印象を与えます。つねに内容を整理しながら話す習慣を身につけることをオススメします。

　いま以上に責任感をもって仕事に取り組み、さらなるステージに向かってください。

02 ミーティング

意味のあるミーティングを行いたい

Q 毎月ミーティングを行っていますが、私が一人で話すことが多く、スタッフから意見が出ません。最終的に私が決めた事項をスタッフに伝えるかたちになっています。時間を割いて行っているので、実りのあるものにしたいのですが、どうしたらよいでしょうか。　　　　　　　　　　　　（42歳、院長）

A ミーティングの時間も仕事の一部です。費用対効果といわれますが、「院長の時給＋スタッフの時給」、さらに「削った診療時間」はマイナスになるわけです。せっかくの貴重な時間ですから、成果を出すことは必須です。

質問のなかにあるように、院長の"プチ講演会"になってしまうという話をよく聞きます。仮にスタッフが発言しても、それを途中で遮ったり、意見を否定したり、最後には上からの命令になっていませんか？　さらにはダラダラと長話や昔話、優柔不断で曖昧な指示を出して、スタッフを混乱させていませんか？

ミーティングは、忙しい診療時間中には聞けないスタッフの考え方やあり方、やり方を確認するチャンスです。スタッフ一人ひとりの意見を尊重して、日ごろの仕事を見直すよい機会にしましょう。

ファシリテーターを置く

ミーティングを円滑にする方法の1つに、ファシリテーターを置く方法があります。ファシリテーターとは、「物事を容易にできるようにする人や物。世話人」、「集会、会議などで議題に沿って発言内容を整理し、発言者が偏らないよう、順調に進行するよう口添えする役。議長と違い、決定権をもたない」といったものです。院長、もしくはスタッフの誰かが担うことになりますが、スタッフに任せた場合は役割を全うできるように、院長はファシリテー

ターの存在を尊重しましょう。
　ファシリテーターが舵取りをすれば、ミーティングを円滑に行いやすくなります。

 ## よくある事例とアドバイス

事例1：スタッフはただ座っているだけ。何のための時間なのかを理解しておらず、意見も言わない。
　◎アドバイス➡目的（テーマ）を決める
　院内でつけている「ヒヤリハットノート」（「問題発見能力を育む"ヒヤリハットノート"」参照）から、タイムリーな問題をピックアップする。重要かつ優先順位が高いものを選択し、対策についての最終決定は院長が行う。

事例2：パートなどが「私には関係ないオーラ」を出している。また、参加できなかったスタッフが内容を把握していない。
　◎アドバイス➡事前準備をしっかり行う
　役割分担を決めて、全員から情報を収集する。意見や質問をまとめたうえで、ミーティングに臨む。参加できなかったスタッフに配慮し、議事録を残す。

事例3：テーマから脱線した話に流れてしまい、ダラダラと時間を無駄にしてしまう。
　◎アドバイス➡係を決める
- **進行役**：時間を意識して平等に、全員に意見を出してもらえるように工夫する。
- **書記**：議事録を記入。フォーマットを作成しておくと便利。振り返ったときに未解決問題、担当者、期日などがわかりやすいように記録する。参加できなかったスタッフが議事録に目を通したかをチェックする。
- **タイムキーパー**：前もって発言時間を決め、声をかけて誘導する。終了時間を守らせる。

事例4：同じ人ばかりが発言する。たまに発言するスタッフは愚痴を言っているようにしか聞こえないため、空気が悪くなる。
　◎アドバイス➡ルールを決める
　全員が意見を言える環境を作る（グループでの発表）。「働きやすい環境を作るためのミーティング」を前提に、個々の意見をアウトプットできるチャンスの場であると周知する。日ごろから問題発見の習慣をつければ、ミーティングのテーマはつねに盛りだくさんのはず。

事例5：意見が分かれたり、否定的な意見や感想だけ言うスタッフがいる。
　◎アドバイス➡どんな意見も否定しない

【02 ミーティング】

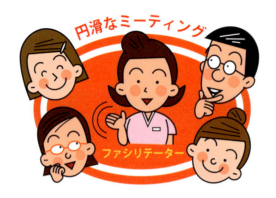

　意見の相違があるのは当たり前。いつも自分の考えが正しいとは限らないことを各々が自覚する。新しい考えを増やすことを喜びとし、全員で成長していくプロセスだと考える。
事例6：責任を負いたがらないスタッフが役割を押しつけ合い、結論がもち越しになる。
◎アドバイス➡必ず結論を出す
　いつ、どこで、誰が（順番制、ジャンケン、抽選など）、いくらかけて、どのように、どうする、そして報告する。保留であれば、期限を決める。決定と同時に行動に移せるよう誘導する。

●

　ミーティングはできるだけシンプルな形式が望ましいです。改善のために、「形」から入ってみてはいかがでしょうか。

02 ミーティング

ミーティングをしても意味がない

> **Q** 毎日の朝礼は院長の一人演説で、貴重な10分が消えてしまいます。月に一度のミーティングも、すべて院長が仕切り、何をどうするのかが曖昧なまま、やる人はやり、やらない人は知らん顔。何だかやる気を失います。ミーティングが意味のない時間になっています。どうしたらよいでしょうか。
>
> （40歳、歯科衛生士）

A ミーティングで決めたことをやらない人がいるのは、残念ですね。
さまざまな環境で育った女性たちが、縁あって同じ歯科医院で仕事をする運命になったわけです。

　出会ったすべての人が、できる人とは限りません。不平・不満を感じるのはわかりますが、そこで終わらせてはいけません。「問題」に直面したときに、自分に与えられた「壁」と捉え、それを乗り越えていくプロセスで成長できると考えてほしいと思います。そうすれば、「あの人は何もしない」、「あり得ない、何で私ばっかり……」で終わらせてはいけないことも、理解していただけるのではないでしょうか。

　自身の将来のために、具体的にどうような行動をとればよいのかに主眼をおきましょう。

ミーティングの目的を再確認

　今回のテーマを考えるにあたり、小学校のころを思い出してみてください。日直や給食係など、仕事内容を明確にして平等に割り振り、行動していたと思います。決められた役割を守らなければ他の人に迷惑がかかることも、全員で共有していました。同じことだと思いませんか？　そういえば、決めた場所の掃除をしない男子がいませんでしたか？　そんなときにはどうしてましたか？　その工夫が「成長」です。

【02 ミーティング】

　社会は価値観が違う人の集まりで、自分の思うようにいかないことだらけです。しかし、仕事の目的は同じはずです。院長を含め、スタッフ同士できちんと話し合えば、方向性も定まり、わかり合えると信じて行動してほしいと思います。
　そもそもみなさんは、どんな医院にしたいとお望みですか？　また、院長はどのように考えているのでしょうか？
　日々の業務に追われていると、本来の目標や目的を忘れがちになります。時々立ち止まり、思いを言葉にして共有する必要があります。そのための場が、ミーティングです。また、データに基づいた具体的な数字を理解し、よりよくするために何が必要なのか、プランを出し合って優先順位を決める時間でもあります。
　さらに、コストの意識も重要です。ミーティングの時間中も、みなさんの給料は発生しています。前向きな意見を交わし、決定事項を行動に移して結果を出すことが「仕事」です。知らん顔をしたり、決まったことを何もしないのは、仕事を放棄しているのと同じです。それが評価にも繋がりますし、何より自身の成長に繋がっていくことでしょう。
　歯科医院では、「問題を見つける→伝える→考える→やってみる→確かめてみる→よくなる→みんなに伝える」のサイクルが大切です。シンプルに考えて、行動していきましょう。

結果を出すためのミーティング

１．まず準備
　前日までに、ミーティングの内容や流れを全員で共有し、参加者は各自で意見をまとめておきましょう。説明用の資料も作成しましょう。

２．テーマを決める。目的を忘れない
　ミーティング内容が脇道に逸れないように、テーマを決めておきます。そして、メリット、デメリット、リスクなど、さまざまな角度や視点から目的を考える必要があります。

３．係を決める（進行係／記録係／時間係／伝達係）
- 進行係：感情を交えずに平等な振り分けを心がけます。
- 記録係：誰が読んでもわかるような議事録（フォーマットを作っておく）を作成します。
- 時間係：内容ごとに所要時間を決め、声かけをして終了時間を守るサポートをします。
- 伝達係：欠席者への情報共有を徹底します。

４．みんなでミーティングルールを決める
　例：進行係の言うことを聞く／全員が意見を言えるようにする／終了時間を守る／人の意

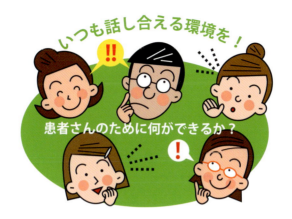

見を否定しない／感情的にならない／愚痴を言わない／諦めない、など

5．「いつまでに、誰が、何を、どうする」を決める

　決めたことを実施する期間、期限、担当、責任者を全員で共有できる仕組みを作ります。より具体的に決めることが重要です。次回のミーティングで経過報告をしてください。

　なお、ミーティングで決まったからといって、勝手に進めてはいけません。すべての決定権は医院の責任者である院長にあります。院長のOKが出てから行動してください。

　スタッフ全員で、「患者さんのために何ができるか？」、「働きやすい職場とは？」をいつも話し合える環境を作っていきましょう。「どうせムリ」と諦めてはいけません。

　大げさに聞こえるかもしれませんが、あなたの積極的な行動は、きっとあなた自身の未来を築いていくのです。

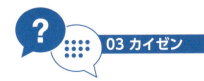

問題発見能力を育む"ヒヤリハットノート"

> **Q** やるべきことをせずに、ミスを繰り返すスタッフに困っています。毎回同じことの繰り返しで、言い聞かせるのにもかなり疲れますし、もううんざりです。何か自分で気づいて改善してくれる方法はないのでしょうか。
>
> （39歳、院長）

A 私が歯科医院の研修に携わってからずいぶん経ちますが、とくに「さとりちゃん」と呼んでいる年代（およそ20〜24歳）のスタッフに言い聞かせるのには、いまでも苦労します。

「もしもね……」と説明をしたり、「そういうときは、こうならないようにしよう」と言っても、同じミスが起きてしまいます。どうやら、言われた内容と少しでも異なる状況になると、対応できなくなってしまう様子です。改めてミスについて話をすると、腑に落ちない様子も見られ、時に逆ギレされてしまうこともあります。伝えるって難しいことだと、真剣に悩みますね。

いろいろな場面で試行錯誤した結果、「ヒヤリハットノート」（問題発見ノート）が最も伝わる方法だと気づきました。ヒヤリハットノートには、「日付／記入者／分類／起こったこと／原因／対策／責任者／備考（マニュアル化／期限）」を書き込んでいきます。これにより、問題を問題として認識する習慣が身につきます。そして、「問題を発見する」意識レベルを育てていきます。

目的と手段を明確に

ヒヤリハットノートを使う際には、目的と手段を明確にする必要があります。たとえば、**表1**に示すように簡潔にまとめるとわかりやすいと思います。スタッフルームに大きく貼る

表❶　ヒヤリハットノートの目的と手段の例

目的	何が必要か
・患者さんのため ・ともに働くスタッフのため ・技術力アップのため ・医院繁栄のため ・社会貢献のため	・気持ちのよい挨拶をする ・二度手間にならないようメモをとる ・清掃を徹底する ・清潔域、不潔域を分ける ・学ぶ努力を忘れない

のもよいでしょう。

　ヒヤリハットノートは、改めて医院を整えるきっかけと考えてください。何も手を打たなければ、いつまで経っても同じことの繰り返しです。全員で院内の常識を見直し、改善していく方向性を示してください。

問題発見時が最高のチャンス

　問題発見は、よい結果（患者さんやスタッフ全員の幸せ）に繋がっていくことを理解しましょう。問題発見をしたスタッフには、気づいてくれてありがとう、おかげさまでこんなことにならずに済んだとみんなで感謝する「ありがとうキャンペーン」を実践するのが効果的です。こうした取り組みが、問題発見の習慣化に繋がります。

　ヒヤリハットノートを始めたころは、事故の報告だけになりがちですが、まずはそこからでも構いません。大切なのは、①事実の検証、②原因の理解と反省、③疑似体験として共有、④対策（目的のための手段）、⑤積極的な行動です。スタッフ全員で協力し合い、継続する流れを習慣化させていきます。

　また、こうした内容を記録する必要があります。記録することによって、誰がどういうことに気づいているのかがわかりますし、気づいていない人についてもわかります。

問題解決のポイント

1．責任者を決める

　問題に関する責任者を決め、当事者と責任者が話し合って問題解決を図ります。責任をも

【03 カイゼン】

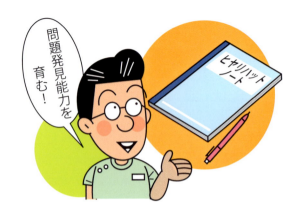

たせることが、スタッフの育成にも繋がります。ポイントは、いきなり大きな責任を負わせないことです。また、「責任者」という響きを嫌がるスタッフも多いので、「係」とするとよいと思います。

2．期限（期日）を決める

　カレンダーに期限を記入して「見える化」しておくと、いつまでに取り組まなければならないかを逆算する習慣もつきます。

3．問題を分類、集計

　起こった問題を分類し、1ヵ月で集計してもよいでしょう。院内で起こる問題の傾向を読み取ることができるので、「先手」を打ちやすくなります。

4．似た問題が起こっていないかをチェック

　同じことが起きるのは、対策が甘い証拠です。定期的にチェックするようにしましょう。

5．対策の工夫

　まずは本人に対策を考えさせ、その後でチーフや院長が確認してください。この対策が「マニュアル」になるのです。対策を何度もチェックし、時間をかけて丁寧に院内の状況を整理していきましょう。以後は、マニュアルの確認作業の繰り返しをするのが仕事になります。

　ヒヤリハットノートの活用によって、どのような状態がベストなのかを知るきっかけになります。

　「マニュアル」となると堅苦しくなりますが、医院の"普通"を作ることができると、"成功"ですね。

? 03 カイゼン

同じミスを繰り返したくない

> **Q** 先輩が同じミスを何度も繰り返すうえに、言い訳をして、誰かのせいにしたり他人事のように振る舞ったりします。注意したくても、先輩なので何も言えません。このままでは患者さんに迷惑をかけると思います。どのように対応すればよいでしょうか。 （32歳、歯科衛生士）

A 先輩や同僚へのダメだしは、なかなか言えませんし、勇気がいります。そこで、簡単な解決策として、「ヒヤリハットノート」の導入をオススメします。

ヒヤリハットノート

　使用するのは、一般的なキャンパスノートで、見開きで使います。左から「日付／記入者／分類／起こったこと／原因／対策／責任者／備考（マニュアル化／期限）」を書き込んでいきます。本来であれば、問題が起きそうなときに気づき、改善するのがベストですが、慣れるまでは起こってしまった問題の記録でも構いません。問題を全員で共有し、対策を考えるのが目的です。

　ミスを正直にシェアすることは勇気がいりますが、疑似体験として他のスタッフが「もし自分だったらどうする？」と考えるきっかけを与えたり、医院の新たなルールを作ったりするチャンスにもなります。正直に記すことは医院への貢献と考えてください。

　院長やチーフが、毎日起こる問題をすべて把握するのは困難です。しかし、問題を共有しないことが当たり前になってしまうと、医院は絶対によくなりませんし、むしろ悪化の道を辿り、非常に危険です。

　ヒヤリハットの根拠となっているのが、「ハインリッヒの法則」です。ハインリッヒの法則とは、「重大な事故1件の背景には、アチャ〜という軽微な事故が29件、ヒヤッとする、

25

まだなんとかできるレベルの事故が300件存在する」という理論です。つまり、重大な事故を防ぐには、より小さな事故を防ぐのが重要なのです。

事故を防ぐには、不注意な行動によるミスを予防することがとても重要です。とくに医療現場では、泣いても、謝っても、お金を払っても許されない事故が起こり得ます。大きな事故を経験していない人は、その恐ろしさを知りません。だからこそ、問題発見の習慣を身につけなければなりません。ヒヤリハットノートを記入することで、「当たり前」、「普通」の状態を全員で再確認しましょう。

 ## 記入時のポイント

毎日仕事をしていて、ヒヤリハットが何もないことは稀だと思います。何も書くことがないのは、何も見ていない、何も考えていない、何も感じていないのと同じです。それは恥ずかしいことという空気を作っていきましょう。

また、患者さんへの心遣いに関しても、もっとこうすればよかったこと、残念ながらできなかったことなども記入しましょう。

ヒヤリハットの記入は、「チクる」ことではありませんし、人のミスを責めるのが目的ではありません。どんなに些細なことでも、気づきを書いてくれたスタッフには「ありがとう」という感謝の空気を作っていきましょう。そうすれば、記入者は気づいてよかった、誰かの役に立てたと思うことができます。

1．ヒヤリハットの対策を考える

まずはミスした人が対策を考えます。そのうえで、院長やチーフに相談しましょう。次から気をつけよう、気づいた人がやればよいでは対策になりません。さらに深掘りした対策（ダブルチェック、トリプルチェック）を考えるべきです。

2．ヒヤリハットの原因を検証する

定期的に行うミーティングで、ミスについて話し合うことは重要です。原因を検証するからこそ、反省し、さらに深く考えることができます。考えることでスタッフの人間としての枠も広がりますし、ミスについて話し合う習慣が、医院全体をよりよい方向に向かわせます。

3．担当責任者をおく

同じ問題が二度と起きないように管理し、何もない状態を維持する習慣をつけていきましょう。

スタッフ全員が何らかの担当責任者になれば、責任感とともに、いままでとは違った視点

同じミスを繰り返したくない

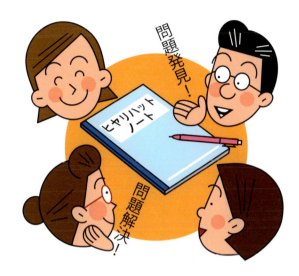

が身につき、相手の気持ちがわかる行動に変化していきます。小さなことから、「責任感をもって行動する」という練習です。

4．期限を決めて、成果を「見える化」する

　何事も、5W1H（いつ、どこで、誰が、何を、なぜ、どのように）を明確にして決めていきましょう。「いつ（いつまでに）」がないと、チェックできません。カレンダーに記入して、全員で期日を守る習慣を身につけていきましょう。

●

　ヒヤリハットノートを活用して、問題の発見と解決を図ることが、働きやすい環境を作り、すべてにおいてよい結果に繋がることを自覚してほしいと思います。スタッフのみなさんの視野が広がり、レベルアップすることが、医院の成長に繋がっていくことでしょう。

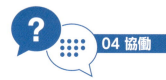

チームワークを高めたい

> **Q** 当院のスタッフはチームとしての意識が低く、お互いに助け合うという感じが見受けられません。派閥のようなものがあるのかはわかりませんが、何となく一体感に欠ける印象です。私としては、スタッフが一丸となって仲間意識をもち、仕事の達成感を共有できるような環境にしたいのですが……。
>
> （39歳、院長）

A 「チーム医療」という言葉をよく耳にしますが、実際にどのようなときにどのような行動をするのがチームなのか、その定義がきちんとスタッフに伝わっているでしょうか？

どの院長も、医院のスタッフ同士が仲よく、みんなで問題解決に向けて積極的に行動してくれたら、こんなにうれしいことはないでしょう。しかし、そうしたすばらしい職場ばかりではないのも事実です。

ある院長は、こんな悩みを打ち明けてくれました。

「医院に行きたくない。スタッフの顔を見るのが怖い。何かを話すのも気を遣って疲れる。いつも僕の悪口を言っているようだ。僕の夢は、スタッフと仲よくなって、自分の誕生日にスタッフから花などを贈ってもらうことなんだけどね……」

私はこの話を聞いたとき、「なんてかわいそうな院長！　なんてひどいスタッフなの？」と思いました。しかし、スタッフから事情を聞くと、「院長のことをもっと理解したいのに、避けられています」、「わかりやすく言ってくれれば、院長の気持ちも理解できそうなのですが……」と、お互いに勘違いをして、ボタンをかけ違えた状態であることがわかりました。

問題はコミュニケーション不足!?

　スタッフとうまくいっていない、スタッフ同士がうまくいっていないと感じるとき、心を閉ざしていたのは、院長自身だったということもあるかもしれません。

　過去の言動を悔やみ、現状を嘆き、目の前の起きている現実に蓋をしてしっかり直視しようとしなかったり、答えを出さずに逃げたり、問題を先送りにしていないでしょうか？

　院長として、「どんな医院にしたいのか？」、「どんなスタッフに育ってほしいのか？」をスタッフに、わかりやすい言葉で話をしたことがありますか？

　「話をしたつもり」、「昔、話した」、「ちゃんと医院理念に書いてある」ではありませんか？本当にスタッフたちの心に響いているでしょうか？

 ## 「チーム医療」の定義

　医院スタッフのチームワークを高めたいのであれば、まずは院長を含めた医院全体で、チーム医療の定義について考えてみましょう。サッカーやバレーなど、チームスポーツをイメージすると理解が早いと思います。

1．ルールを知る
　医院のマニュアルは、共通の認識になっていますか？

2．ポジションを知る
　歯科医師、歯科衛生士、歯科助手、受付が、それぞれの役割を正しく理解していますか？

3．現場を知る
　治療がメインの仕事ですが、それ以外にも治療を円滑に行うための大切な仕事があります。状況をみて適切な判断ができていますか？

4．勝つために何が必要なのかを考えて行動する
　どうすれば患者さんに満足して帰ってもらえるでしょうか？　キャンセルを減らすにはどんな努力が必要でしょうか？

5．個人の能力と限界を知る
　個人の能力はさまざまですが、1人でできることには限界があります。1人ではできない大切な仕事に、気づいていますか？

6．戦略の重要性を知る
　院長やチーフなどのリーダーは、組織の方向性を決定し、組織全体に周知します。スタッ

【04 協働】

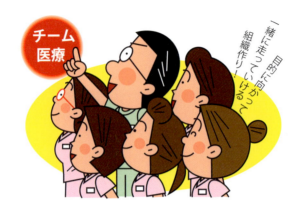

フは医院で決まったことを理解し、行動していますか？

7．相手を知る
　つねに患者さんのことを考え、医療人として恥ずかしくない治療を提供できていますか？

8．仲間を信じる
　同じ職場の目の前にいるメンバーを信じずに、誰を信じるのですか？

9．支え合い、励まし合う
　自分がしてもらってうれしいことを、他のスタッフに伝えられる勇気をもちましょう。仕事ができる喜び、感謝を言葉にして伝えられる時間（チャンス）を作ってください。

●

　上から指示する意識を捨てて、まずは院長から歩み寄ってみましょう。目的に向かって一緒に走っていける組織作りの第一歩は、院長の意識改革です。

04 協働

協力し合う職場にしたい

> **Q** スタッフの数が30名を超える大所帯になり、昔と違って何をするにもたいへんになってきました。ミーティングを開いても積極的な意見が聞かれず、非協力的な雰囲気です。職場である以上、"みんな仲よく"は難しいと思いますが、チーフとしてどのようにまとめていけばよいでしょうか。
>
> （38歳、歯科衛生士）

A 年齢も経験も異なる女性たちが集う職場をまとめるのはたいへんです。チーフとして方向性を探りながら統率し、きっちり仕事で結果を出さなければならない難しい立場であることをお察しいたします。

女性が多い職場では、歯科医院に限らずさまざまな問題が起こります。そうした問題を解決するポイントは、「客観性を保つこと」です。リーダーは主観を交えず、感情をコントロールして物事を判断する冷静さが求められます。

女性スタッフの傾向を摑む

歯科医院には女性スタッフが多く働いています。そこで、まずは「女性スタッフにありがちなこと」を分析してみましょう。以下は筆者がさまざまな医院でかかわった経験をもとにして集めた傾向です。

- 感情的になりやすい
- 公私の線引きが苦手
- 「みんなでする」を大切にする
- 人の話が気になる
- 他人と比べてほしくない

【04 協働】

- 密かな努力を認めてほしい
- ちょっとしたこだわりがある
- 決めつけてしまうことが多い
- みんなの前で言われたくない
- 変化には少々消極的
- お金のことばかり言われるのは嫌
- やりたいことはやりたい。でも、1人でやるのは抵抗がある
- 面倒くさいことは避けたい
- 過去の嫌なことを引きずってしまう
- 開き直りやすい
- 自分に向いてないと辞めたくなる
- プライベートが仕事に影響しやすい　etc.

　いかがでしょうか？　もちろん、すべての女性スタッフがそうであるということではありませんが、私自身も「そうだわ〜」と思うことが多々あります。とくに20代前半の新人にとって、先輩が大勢いる前で比べられたり、ダメ出しされたりするのはショックが大きいでしょうし、社会人としての感情のコントロールが未熟なのは無理もありません。

　次に、ミスをしたときの言い訳について考えてみます。以下のようなことを耳にしたことはありませんか？

- 私は知りませんでした
- わからなかったのでそのままにしました
- 聞いていませんでした
- ○○さんが言ったからそうしました
- 何で私ばかりが責められるの？　etc.

　いかがでしょうか？　こうした言葉からみえてくるのは、責任を取りたくないという姿勢です。チーフとして女性スタッフを統率する立場でこうした言い訳を聞くと、感情的になってしまうかもしれませんが、冷静さを失ってはいけません。女性スタッフの傾向を摑み、理解することで、「あっ、また同じような言い訳だな」と頭に血が上ることなく、スタッフの話を冷静に受け止める器が広がっていきます。

　叱ったからといって、ミスがゼロになるわけではありません。そのため、感情的に叱ることなく、その後の対処を淡々と行えるように、地道にトレーニングをすることが大切です。

協力し合う職場にしたい

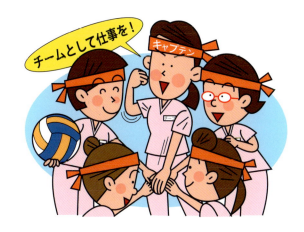

また、再発防止の対策を目に見える形で、全員にシェアしていきましょう。

スタッフのミスや言い訳を客観視できるようになれば、だんだんと問題の要因（深層心理）を探ることが面白いと感じられるようになります（そこに至るには、少し時間が必要かもしれませんが）。

チームとして仕事をする

患者さんに安心して治療を受けてもらえるように、スタッフ全員で協力し合い、連携をとらなければなりません。サッカーやバレーのようなチームスポーツをイメージしてください。チーフの役割は「キャプテン」です。

試合では、個々人の能力、戦略、練度が勝敗を分けます。試合が始まったら文句を言う暇はありません。言い訳もできません。負けたら終わりです。

歯科医院での仕事も同様です。緊張感をもって、目的を忘れずに、個々人が責任をもって決められた動きをしないと、他のメンバーに迷惑をかけることになります。キャプテンたるチーフは、スタッフの能力と傾向を見極めたうえで、戦略を練り、伝えていくことが求められます。不平・不満、感情的なことばかりを言うスタッフがいても、その人に納得して動いてもらわなければなりません。そうしたことも、チーフの仕事です。

まずは問題の現状把握からです。チーフとして「何が問題だと感じているのか」をスタッフに伝え、協力を仰ぎましょう。

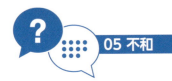

05 不和

スタッフがグループを作って対立している

> **Q** 気が強いスタッフが2名いて、それぞれが派閥のようなグループを形成し、スタッフが2つに分かれているようです。お互いライバル意識をもっているようで、うまく嚙み合っていません。院長として全体に指示をするのにも気を遣っている有様です。どのように対処したらよいでしょうか。
>
> （39歳、院長）

A 気が合わない女性同士が、何かとギスギスしてしまうのはよくあることですが、あからさまにグループ間で対立するのは珍しいケースですね。みんなで仲よくすることも大切ですが、何よりも重要なことは、仕事がきちんと行われているかどうかです。両者の対立によって院長や他のスタッフが余計なことに煩わされているとしたら、時間の無駄です。まずは冷静に、医院全体の様子を見てみましょう。

 状況を整理し、把握する

下記の項目をチェックして、状況を整理、把握してみてください。
- 両者の対立により、患者さんに迷惑をかけていませんか？
- 両者の対立が、後輩にどのような影響を与えていますか？
- 対立している理由は何ですか？
- いずれかのグループから、相談はありましたか？
- グループのリーダーは、後輩にどのような対応をしていますか？ 後輩に慕われていますか？
- 院長に対する態度はどうでしょうか？
- 院長との相性はいかがですか？ 冷静に判断、評価できていますか？

- 情報提供者がいる場合、誰に、どのように報告されて、実態を知ったのですか？　また、診療室以外での様子を聞いてみましたか？
- 情報提供者の真意を考えてみましたか？

　院長には、双方のグループからさまざまな声が届くと思います。しかし、院長が見たり聞いたりしているのは、ほんの一面だけです。グループ同士で対立しているのであれば、情報の真偽も定かではありません。さまざまなケースが考えられるので、まずは客観的かつ冷静に状況を把握する必要があり、思い込みによる評価は危険です。

歯科医院は仲よしクラブではない

　「歯科医院は仲よしクラブではない」とよくいわれます。

　もちろん仲がよいに越したことはありませんし、うまくいっている医院もたくさんあります。しかし、スタッフ同士が仲よくして、「みんなで力を合わせて仕事をしましょう」と言いながら、結局はできるスタッフが、できないスタッフに合わせているケースもみられます。スタッフ間は楽しくてよいかもしれませんが、医院として、プロとしてはいかがなものでしょうか？　仲よくすることよりも、個々人がプロとして自立し、医院の目標を達成するために動いて、成長していくほうが大切ではないでしょうか？

　ご質問の医院の場合はどうでしょうか？　グループ同士で足を引っ張り合っている場合は仕事に影響してしまいますが、仕事をきちっと行っているのであれば、院長が間に入って、「もっと話し合って、仲よくやってくれ」と言うのはオススメしません。

お互いを尊重する

　院長はお互いの個性を伸ばし、仕事への意識を高めるためにも行動を重視し、実績（結果）で判断するように努めてください。

　スタッフが歯科医院の方針に従い、患者さんのために何をすべきかという原点に戻り、プロとしてどうあるべきか、自分の言動や態度、行動を検証していく時間を作れるとよいですね。

　ミーティングでは、お互いを尊重し合えるようなテーマを設定したり、明確な担当割りを作り、結果を出させていくことでお互いを認め合っていけるような雰囲気にもっていったりするのも手段の1つです。時間をかけて様子を見ながら、さりげないサポートを心がけてみてください。

【05 不和】

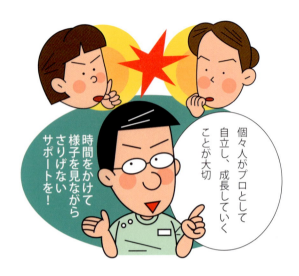

　将来的には、グループのリーダーが医院の役割を与えられたリーダーになるのもよいと思います。ただし、その際のスタッフの振り分けは難問です。①どちらかについている、②どちらにもついていない、③適当についているフリをしている、などスタッフの立ち位置を見極めるのは困難なため、慎重に行いましょう。

　女性の多い職場特有のさまざまな問題が起こりますが、院長として、医院がすべきことは何なのかを冷静に判断していきましょう。

　院長がスタッフのグチをスタッフに言うのは要注意‼　AさんとBさんが仲が悪くて、Aさんの悪口を言うBさんに共感して、一緒になって悪口を言ってはダメです。

　女子の気持ちは「日変わり」です。あとから、「院長が言っていた！」になってしまうかもしれません。

05 不和

協調性のないスタッフとの溝

> **Q** 当院には女性スタッフが20名いますが、そのうち3名だけ浮いています。その3名は仲がよく、スタッフ全員で一緒に何かをやろうと呼びかけても反応が薄く、反抗的なところもあります。院長はスタッフ間の人間関係には知らんぷりです。どのようにしたら、協力し合っていけるでしょうか。
>
> （30歳、歯科衛生士）

A 医院スタッフの人数が増えれば増えるほど、まるで女子校のようになっていくのは全国どこでも同じようです。グループに分かれてしまい、スタッフ同士仲よくやろうとしているチーフからすると、「なぜなの？！」と思うような腹立たしい行動をとるグループもあるでしょう。

また、反抗的だったり非協力的だったりする態度は、真面目に仕事をしているスタッフからすると、「あの人たちはなぜあんな態度をとるの？」と不信感を募らせることにもなるでしょう。

女性の集団はマネジメントを妨げる、特有の何かがあるのでしょうね。残念ながら、この問題にベストアンサーはありません。

誰かに相談したとしても、アドバイスの内容はまちまちです。女心は、「変わりやすい」という特徴をもっています。男性の院長にとってはさらに理解が難しく、解決の手助けも困難だと思います。

 ### 医院の"いま"をチェック

溝を埋める努力の前に、感情を抜きにして、客観的かつ冷静に医院の現状を振り返ってみてください。そして初心にかえり、「患者さんの気持ち」になって医院の"いま"を診断し

【05 不和】

てみてください。

【医院の診断／チェックポイント】

- 医院の仕事はマニュアルどおりに行われていますか？
- ヒヤリハットをシェアしていますか？
- 起こってしまったトラブルの対策は、きちんとできていますか？
- スタッフ全員が、医院の理念（方針）に基づいて行動していますか？
- 情報は共有できていますか？
- 各ポジションの連携はとれていますか？
- 新人教育はきちんと行われていますか？
- ミーティングは効果的ですか？
- 5S（整理、整頓、清掃、清潔、躾）は徹底されていますか？
- スタッフルームでの会話は、誰が聞いても問題のない内容ですか？
- 役割分担はできていますか？
- 役割分担の管理は遂行されていますか？
- 院長への報告はきちんとされていますか？
- 噂話で勝手に行動していませんか？
- 対処すべき問題が放置されていませんか？
- 就業時間は守られていますか？（先輩が帰らないから後輩が帰れないなどということはないですか？）

医院全体のリセット計画

　問題行動がみられるその3名に、「こうしてみては？　ああしてみては？」と言っても、余計に反抗される可能性があります。その3名には3名なりの言い分があるのかもしれません。まるでドラマのように「話し合い」で和解して、"めでたし、めでたし"とはいかない可能性が高く、問題が大きくなる懸念もあります。話し合いは大切ですが、最初に打つ手段としてはオススメしません。正論であっても、「言い方」に反発することも起こり得ます。

　そこで、前述のチェックポイントを活用して、医院全体のリセット計画を行ってみてください。チェックを行うチーム編成を考えて、チームごとの達成感を味わってもらえるようにするとよいでしょう。まずは、仕事で評価し合えるようなテーマを扱うとよいと思います。

協調性のないスタッフとの溝

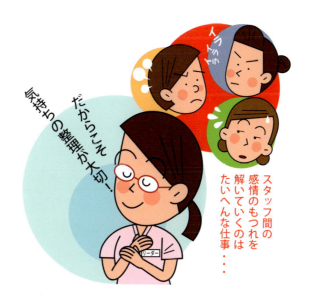

チーフの役割

　とくに若い女性は、「仲がよい・悪い」で行動が変わってしまうケースがあります。また、何かしらの出来事で、スタッフ間に感情のもつれが生じることもあります。しかし、歯科医院で働いている以上、仕事をしているという意識を忘れてはいけません。「感情のもつれを解く」手段を、「仕事で結果を出す」に変換していくのです。

　「木を見て森を見ず」のリーダーには、広い視野で物事を見ていくトレーニングが必要です。チーフの立場になると、仕事の優先順位が変わり、日々の仕事も増えていきます。それに加えて、スタッフ間の関係調整を行うのは、さらにたいへんな仕事だと思います。だからこそ、初心にかえって、気持ちを整理することが大切です。

　医院全体で患者さんに気持ちよく帰ってもらうことに集中して、担当の仕事内容を明確にし、それぞれが責任をもって動けるような環境と仕組みを作ることができれば、事態は好転するはずです。

　チーフ、あるいはサブチーフとして目に見える結果を出していくと、気になる問題も進化していきます。これが「大人の階段」なのかもしれませんね。頑張ってください。

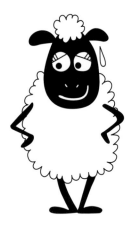

2章 「人事」

01 採用
- ▶院長　　　【 よい人材を見極める面接のポイント 】
- ▶スタッフ　【 自分に合った職場を見つける方法 】

02 退職
- ▶院長　　　【 急に「辞めたい」と言われても…… 】
- ▶スタッフ　【 辞めたくなったら 】

03 スピード退職
- ▶院長　　　【 たった2ヵ月で辞めたいと言われても…… 】
- ▶スタッフ　【 入って2ヵ月だけど、もう辞めたい…… 】

01 採用

よい人材を見極める面接のポイント

> **Q** スタッフの確保に悩んでいます。面接の受け答えをみて「意外としっかりしているな。この子なら」と思って採用しても、試用期間中に辞めてしまったり、他のスタッフとうまくいかなかったり、チーフと意見が合わなかったり……。だんだん面接が面倒になってきました。採用する人をいったいどこで判断したらよいのでしょうか。　　　　　　　　　　　　　　（43歳、院長）

A 全国の歯科医院にうかがっていると、院長からよく「いい子に来てほしい」という要望を耳にします。さてさて、いい子とはどんな子でしょう？　これって、女の子たちが言う「いい男がいないね〜」と似ていませんか？

「明るくて素直な人ならどんな人でもいい」、「誰でもいい。猫の手も借りたい！」と言いながら、雇った後になって「アレもできない、コレもしてくれない」と不満をこぼす院長。こんなケースは少なくありません。採用に関する悩みは尽きませんが、どうしたらよい人材を確保できるのか、もう一度考えてみましょう。

明確な理念と迎える側の準備

スタッフを採用する際には、漠然とした希望ではなく、明確に「こんな人と仕事がしたい」という理念をもつ必要があります。また、面接とは院長が希望者を見る場であると同時に、院長および歯科医院が見られる場であることを認識しましょう。どこを、どう見られても恥ずかしくない準備は欠かせません。

改革のチャンスと捉える

新人を迎える準備がいままで適当であったところを、「きちんと」に変えるよいタイミン

グと捉えて、従来のやり方を見直してみてはいかがでしょうか。そのステップは6つあります。
①どんなスタッフと一緒に働きたいのか、具体的に話し合う
②新人からはどんな歯科医院に見えるのか、客観的に見直す
③5S（整理・整頓・清潔・清掃・躾）の確認
④接遇を見直す
⑤問題点を抽出し、プロジェクトチームを作る。担当者責任のもとで改善する
⑥マニュアルをリニューアルする

 ## 面接が決まったら

　面接の際にチェックするべきポイントを解説します。面接希望者の電話からも人となりがみえるので、意識しましょう。

1．電話応対をチェック
- 歯科医院の情報収集をしているか？
- 歯科医院の場所を把握しているか？
- 相手を気遣っているか？
- 話し方に謙虚さがあったか？
- テキパキとしたリアクションであったか？
- 服装などの注意事項を聞いたか？

2．来院時の所作をチェック
　ファッションは性格を表しますので、スーツ以外で来てもらうとよいでしょう。なぜその格好で来たのかを聞くこともできます。また、面接の前に簡単なアンケートに答えてもらうことで、字の書き方、文章力、質問への理解度を探ることができます。
- 相手の目を見て話せるか？
- 患者さんから見られていることを意識しているか？
- ここで働くかもしれないという気持ちが感じられるか？
- 足を組んでいないか？
- バッグやコートの管理が雑ではないか？
- 誰に対しても丁寧に挨拶をしたか？
- お礼を言えるか？

【01 採用】

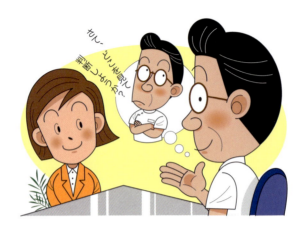

3．あえて面接の前に雑談をする

面接が始まる前、お茶を出しながらスタッフにしばらく雑談をしてもらいます。笑顔のまま話せるか、前向きな性格かを感じ取ってもらいます。

4．スタッフ2人で面接する

一方のスタッフが質問をしている最中に、質問をしていないスタッフは冷静に面接希望者を観察します。その後、院長面接へと誘導します。

- 仕事を「仕事」と理解しているか？
- 先輩を立てることができるか？
- 質問に対して的確に答えているか？
- 「質問はありますか？」との問いに、仕事をイメージした質問ができるか？（「何もないです」という人はかえって心配です）

●

ポイントは、「人となり」を見ていくことです。なお、くれぐれも偉そうに面接しないように……。"そんな院長のいる歯科医院"と、悪い噂になります。お気をつけください。

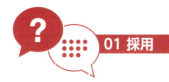

自分に合った職場を見つける方法

> **Q** 憧れの歯科衛生士になり、初めての職場をwebや評判を頼りに探し、何となくよさそうな歯科医院に就職することができました。でも、結局1年で辞めてしまいました。今度こそ自分に合った再就職先を探したいのですが、どこを見て、どう判断すればよいでしょうか。　　　　　（23歳、歯科衛生士）

A あらあら、あなたはなぜその歯科医院を1年で辞めてしまったのでしょう？　まずはその原因をしっかりと把握しましょう。

　あなたは何を期待していたのかしら？　何が足りなかったの？　どんな気分になったのでしょう？　同じことを繰り返さないように、あなた自身がまず「反省」をして、「検証」をしてみましょう。少し気持ちが落ち込むかもしれませんが、院長や環境を責めるのではなく、起こったことや言われたことに関して、あなたがどうだったのかを顧みることが重要です。それができて初めて、次のステージが待っているのです。

 仕事に何を求めるのか

　再就職となると、当然ですが前の職場と比べる傾向が強くなります。嫌な思いをして離職したのなら、次はそうならない職場を選びたいですよね。ただし、そうした気持ちばかりを重視すると、狭い視野で再就職先を探してしまいがちです。そこで、職場を探す前に、あなたが仕事に何を求めているのかを考えてみてください。

　あなたはなぜ仕事をするのでしょうか？　スキルアップのため？　給料のため？　楽しむため？　結婚までの腰かけ？

　そして、あなたは仕事を通じて、どんな人になりたいと考えているでしょうか？　職場の仲間たちと時間を共有して、どんな人間になりたいと思っていますか？

【01 採用】

　何も考えずに、「理想の環境」を求めてはいけません。あなた自身が自分の「居場所」を作るのです。社会人は仕事での出会いにより、どんどん磨かれていくものです。何もせずに輝くことはありません。

　気持ちを整理するために、何を重視するのか、優先順位を紙に書き出してみましょう。頭のなかだけであれこれ考えると、ますますわからなくなってしまいます。

歯科医院のHPで確認できること

　気持ちを整理したら、まずはwebで情報収集をしましょう。多くの歯科医院はHPを開設していますので、そこから得られる情報もあります。チェックすべき内容は以下のとおりです。

1．歯科医院の理念
- 理念を実践できるような環境作りを整備している様子がうかがえますか？
- 理念に共感し、行動できそうですか？

2．歯科医院の施設、患者さんへのメッセージ
- HPで見た環境で働くイメージが湧きますか？
- 患者さんの気持ちになってみてください。そこは「治療してもらいたい歯科医院」ですか？
- こだわりや専門性、他の医療機関との連携は？

3．院長の顔写真とメッセージ、経歴など
- 「院長の顔が嫌い！」、なんて理由で職場を選んではいけません。お見合いではありません。
- 経歴や所属する勉強会・学会を見て、人となりや専門分野をチェック。院長の治療方針で、歯科衛生士業務の内容が決まります。

4．スタッフ写真、研修制度
- スタッフの笑顔の輝きはもちろんのこと、スタッフの人数や勤務年数を確認しましょう。
- スタッフ教育はどのように行われていますか？

5．消毒・滅菌
- 環境整備やシステムが構築されていますか？

医院見学でどこを見るか

　面接の前に、院内を見学させてもらえるかどうか、お願いしてみてはいかがでしょうか？すべての院長が了解してくれるとは限りませんが、どのような診療が行われているのかを自

自分に合った職場を見つける方法

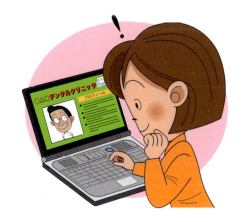

分の目で確かめられるのは、貴重な経験になります。医院側の説明を鵜呑みにせず、感性を研ぎすまして院内の雰囲気を感じてください。

　見学の際には、以下の内容を確認しましょう。

- 受付の対応（患者さんへのホスピタリティ）
- 院内の清掃状況
- スタッフと院長の会話
- 診療マニュアル（診療に対する姿勢）
- 滅菌室（院内の掲示物から、歯科医院の工夫がわかる場合もあります）
- 情報共有のためのツール
- スタッフも数字を意識しているか？
- 勉強会やミーティング
- 労務関係（代休、有給休暇、昇給、残業など）

　残念ながら、すべての条件を満たす歯科医院に出合える確率は低いです。自分の居場所は与えられるものではありません。また、受け身では、満足できる仕事とはなり得ないのではないでしょうか？　積極的に理想の歯科医院を創っていこうという気持ちになれるか、同僚となるスタッフとともに成長していきたいと思えるかどうかが大切です。

02 退職

急に「辞めたい」と言われても……

> **Q** 先日、歯科衛生士から突然「辞めたい」との申し出がありました。いつもながら、退職の申し出は急にやってきて困ります。退職に関して、もっとお互いがスムーズにいく方法はないのでしょうか。
>
> （45歳、院長）

A そうですね、この手のお話はいつも突然ですよね。
　彼女自身は何ヵ月も前から「どうしよう……」と悩んでいたのかもしれませんが、院長としては「もっと早く言ってよ～」というのが偽らざる心の声かもしれません。

　比較的若い女性は、「自分なりの考え」を中心に物事を判断します。これは過去の経験からしか生まれてきませんので、残念ながら本人が気づかないうちに偏った見解が判断材料になっているかもしれません。

　視野も視界もまだまだ狭いのが若い証拠です。彼女たちなりに壁にぶつかり、悩むのが大人への階段でしょう。別の視点や他人の意見をもとに考える余裕があったら、「辞める」という判断が変わった可能性もあるでしょう。道標になってあげるのも、院長の役目かもしれません。

辞めたい理由

　「まさか、辞めたいとかは考えていないはず」などと決めつけていると、同じようなことを繰り返してしまいます。「もしかして、スタッフの目的（方向性）と医院の方針やチーム医療の一員としての意識にズレが生じている可能性があるかもしれない！？」と、時折お互いの意思を確認することをオススメします。

　スタッフが辞めたいと思うときには、以下のような理由があるのではないでしょうか。

- 人間関係→院長の人間性／先輩の言葉遣いがきつい・優しくない
- 患者対応→じっくり治療に専念したいのに、時間優先で慌ただしい／院長からのフォローがない／患者さんを待たせてばかりいる
- 技術に不安→臨床手技がうまくならない／教えてもらえない／勉強の時間がない
- 仕事内容→歯科衛生士業務よりも雑用が多い／治療方針もわからず、ただやらされる
- 個人的理由→通勤が疲れる／帰りが遅い／体力がもたない／嫌いな同僚がいる／尊敬できる人がいない／他院のほうが魅力的にみえる／スカウトされている

　上記のような理由が積み重なっていくと、「この医院は自分に向いていない」→「もっと自分に合った医院があるかもしれない」→「辞めたほうがよい」という図式ができ上がるようです。

相談しやすい環境を作る

　悩んでいる段階で相談してくれれば、問題を解決できる可能性があります。同僚同士で「こういう理由で辞めたいと思っているの……」という話題になったときに、チーフや院長に報告が上がる環境であれば、何らかの手を打つことができます。そのため、院長はスタッフが相談しやすい環境作りを意識する必要があります。

　決して「だったらもう辞めさせろ！　明日から来なくてもいい‼」とキレたり、手のひらを返したように急に媚びてはいけません。そんな姿を見せてしまうと、「どうせ院長に言っても何も変わらない」と判断され、誰も何も言ってくれなくなります。

退職の際のルールを決める

　それでもスタッフが辞めてしまうケースはあります。そこで、医院へのダメージを最小化するために、退職に関するルールを決め、周知しておくことは有効な手段です。

　まずは就職した段階で、就業規則とは別に、「スタッフ行動原則」を書面にしたものを使って説明します。ポイントは、「問題が起きたときには、早めに院長に相談すること」という点を強調することです。

　そして、退職を希望する場合には、「退職したい場合は希望退職日の○ヵ月前までに伝え、院長・チーフと話し合いの場を設けたうえで、『退職届』を提出する」というように手順を明文化し、共通認識とするのです。

【02 退職】

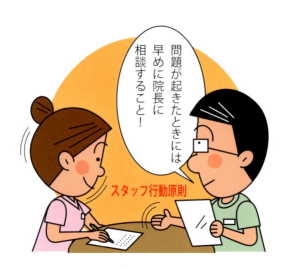

　毎月、スタッフと個人面談をするのも効果的で、「1ヵ月は大丈夫」となります。
　スタッフから退職に値するレベルの悩みや問題を聞いたら、即座に行動を起こして対処すると約束してください。院長自身が問題解決に協力するという約束です。仕事は耐えられないような我慢を強いられてまで続けるべきものではないはずです。スタッフが気持ちよく働ける環境を作るのは、院長の仕事の一つなのです。

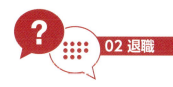

02 退職

辞めたくなったら

> **Q** 辞めたいと思って半年が経ちました。辞めたいと思った理由は1つではありません。医院の先輩にも相談しにくい内容なので、何をどうしたらよいのか、毎日悩んでばかりいます。どうしたらよいでしょうか。
>
> （24歳、歯科衛生士）

A　「こんな仕事辞めてやる！」というのは、ひょっとすると誰もが通る道なのかもしれません。辞めたいと思うからには、「こんなはずではなかったのに」、「もう無理かも」、「あり得ない！」といった気持ちがあるのでしょうか？　自分のなかの引き出しに収めきれない、つらい状況ですね。

　辞める、辞めない。どちらにしても、後悔しないようにしたいものです。

 ## 頭と心の整理

　辞めたいと思ったら、ちょっとだけ頭と心を整理してみましょう。具体的に、職場について「嫌なこと」を思うままに紙に書き出すのです。そして、それらをさらに3回以上掘り下げて考えてみましょう。

　以下に例を示します。

【嫌なこと①：人間関係】
- 同僚の〇〇さんが苦手
    - →どう苦手なのか？
    - →対処する方法はないのか？　自分に非はないのか？
    - →次の職場に同じような人がいたらどうするのか？
    - →執着していないか？　反面教師にできないのか？

【02 退職】

→○○さんによいところはないのか？　相手の立場になってみたらどうか？

【嫌なこと②：仕事内容】

- 歯科衛生士業務以外の仕事が多すぎる

　→その仕事をしなかったらどうなるのか？

　→その仕事の目的は何なのか？　なぜ自分がそれをしなければならないのか？

　→対策を提案できないのか？

　→時間短縮や分担はできないのか？

【嫌なこと③：治療方針】

- 院長の治療方針に不満がある

　→院長の治療方針をきちんと理解しているのか？　院長と話し合ったのか？

　→患者さんのことを本当に理解しているのか？

　→歯科衛生士として何がベストなのか？

　→一方的な思い込みではないのか？

　嫌なことを書き出すことで、心に抱えた不満を客観的に捉えやすくなります。また、感情的になっていたことに気づき、冷静に判断できる場合もあります。

　いかがでしょうか？　あなたの不満は単なる「わがまま」ですか？　それとも正当なものでしょうか？　話し合えば解決できるものでしょうか？

　頭と心を整理して冷静になり、もう一人の自分と話し合ってみましょう。そして、自分の人生をハッピーに送るための目標設定を見直し、「辞めたいという気持ちにさせる不満」に真摯に向き合ってみましょう。自分と向き合う経験が、あなた自身の「受け止める器」を拡げ、強くしていくと認識してください。

誰かに相談して意見をもらう

　辞めたいと思ったとき、誰かに相談して、意見をもらうのが有効です。自分だけでは思いつかなかった視点に気づいたり、考え方を変えたりする契機になる可能性もあります。

　もちろん、責任者である院長に相談することは何よりも重要ですが、院長に相談し、不満に思っている点を改善してくれると約束してくれた場合、退職を思い留まりますか？　もし、決意が変わらないのであれば、辞めたいと思う本当の理由は、相談した内容だけではないということになります。感情が絡む部分もあるので難しいところですが、ただのわがままと思われるのもイヤですよね。

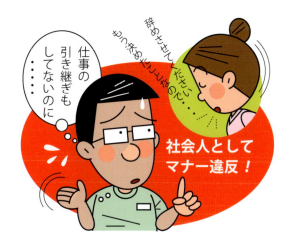

 ### 退職は「立つ鳥跡を濁さず」で

　気持ちを整理したうえで、退職の意思が変わらないのであれば、"立つ鳥跡を濁さず"という言葉があるように、迷惑をかけないように退職の流れを作ってください。

　最近では、入社して1週間足らずで辞めてしまう社会人がいると聞きます。ひどいケースだと、無断欠勤のまま消えてしまうそうです。歯科医院でも、「私には合わないので今月いっぱいで辞めさせてください」と突然言い出し、慰留しても「もう決めたことなので……」と去っていくケースがあると聞きます。仕事の引き継ぎもせずに自分の都合だけで辞めるのは、社会人としてマナー違反だと言わざるを得ません。

　各歯科医院で、就業規則のなかに退職に関するルールがあると思います。そちらを見直して、ルールに則って退職するようにしましょう。

●

　「辞めたくなったとき、どうしたらよいの？」と聞かれたら、「辞めることはいつでもできます。その前にやるべきことをしたか、逃げていないかを考えてみましょう」とアドバイスしたいですね。将来は仕事を通して学んだことに関して、しっかりお礼奉公（昔の言葉ですね）をして、惜しまれながら見送ってもらえるような人になってください。

? 03 スピード退職

たった2ヵ月で辞めたいと言われても……

Q 4月に新規採用した新人が、2ヵ月後の6月に「院長、お話があります」と、退職を申し出てきました。当院でやっていける人材かどうかを採用前に見抜くことができなかったことを反省しつつ、当人に対して怒りと失望を禁じ得ません。こんな思いをしなくて済むよい方法はありますか。

(47歳、院長)

A 歯科業界に限らず、若者が簡単に仕事を辞めてしまうことがよくある話なんて時代になってしまい、とても残念です。彼女たちは、

「ここは自分に向いていない」

「医院の雰囲気が自分に合っていない」

「思ったよりたいへんで、この仕事を続ける自信がない」

など、自分勝手な決めつけや思い込みによって退職を決断しがちです。

　もちろん例外もありますので、本当にやむを得ない事情があるのかどうか、事実確認のための話し合いは必須です。ひょっとして、院長が把握していない医院の隠れた事実があるかもしれません。その後の医院の改善に繋がることですから、冷静に話を聞いてあげてください。

　また、新人と年齢の近いスタッフに協力してもらい、自分も入ったばかりのころはそうだったなどと腹を割って話し合ってもらい、本音を聞き出してもらうのも手段の一つです（院長が問い詰めるばかりでは、追い詰めてしまう可能性もあるので逆効果です）。

　「辞めたい」と訴える若者に共感を示し、何が不満だったのか、その一部でも話してもらうような環境作りを意識してください。院長が怒り、失望を抱くのは理解できますが、若者が道に迷った際に、それを乗り越えられるように見守ることも、年長者として時には必要で

はないでしょうか。

 ## 面接・採用時の約束事

さて、今後同じような事態にならないために、面接・採用時に押さえておきたい約束事についてお話しします。

1．採用前に意識調査をする
- 仕事やお金に対してどんな価値観をもっているのか？
- 入職後にどのような人生設計を考えているのか？
- 医療人としての誇りをもっているか？（もとうとする意識はあるのか？）
- 責任感はあるか？
- ミスやトラブルに直面したときに、乗り越えようとする意志をもっているか？

などを確認します。

2．仕事の内容や医院の雰囲気、人間関係に不信感をもった際には、すぐに「相談」する約束をしておく

新人が仕事や人間関係に悩んだ際に、勝手な決断に至る前に察知できれば、何らかの手を打つことができるかもしれません。新人は仕事に慣れたスタッフや経営者とは「異なる価値観」をもっている可能性を考慮したうえで、相談しやすい環境整備を心がけましょう。新人には新人なりの価値観があります。くれぐれも「あり得えない」で終わらせないように。

3．教育係を2人配置する

技術を教える教育係と、何でも話せる「お友だち感覚」の年齢の近い先輩を配置するのが理想です。新人は毎日覚えることが一杯で、緊張を解く瞬間がありません。身体的にも精神的にも余裕がありません。毎日の不安や疑問を気軽に相談できる先輩がいると、少しは楽になるでしょう。

4．新人のタイプを見極めて、教える速度を調整する

「やる気満々で早く仕事を覚えてみんなの役に立ちたい！」という前向きな新人であっても、自分のキャパシティをオーバーした仕事を抱え込んでしまい、「自分には合わない……」と悩んでしまうケースも考えられます。

仕事を覚えるスピードには個人差があります。仕事の内容を本当に理解しているのか、徐々にアウトプットをさせながら様子をみましょう。

また、試用期間中は仕事を覚えるよりも、環境に慣れることを最優先に考えましょう。少

【03 スピード退社】

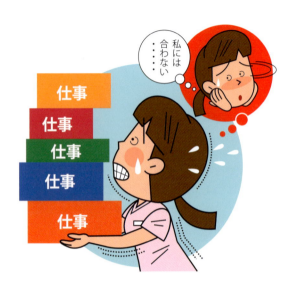

　しずつ医院の空気に慣れていき、医院の理念を理解し、その方向に「自ら積極的に行動できる自分を作る」ステップを一歩一歩登れるように、スタッフ全員が協力する意識をもちましょう。

　なお、退職が決まったスタッフに嫌味を言ったり、仕事を増やしたり、無視したりしないように気をつけてください。悪い噂や口コミの影響力は絶大です。そのスタッフを通じて出身の歯科衛生士学校やその周辺にあらぬ悪評が広まらないともかぎりません。採用時と同じかそれ以上に、退職時（解雇時）は気をつけましょう。

03 スピード退職

入って２ヵ月だけど、もう辞めたい……

> **Q** 今年４月に入職して２ヵ月が経ちましたが、退職を考えています。医院の雰囲気が私には合わないような気がして、職場が好きになれません。「こんなはずではなかったのに……」と、後悔の気持ちでいっぱいです。悩み続ける自分が嫌でたまりません。　　　　　　　　　　　（21歳、歯科衛生士）

A 誰かに相談したら、「勤め始めて２ヵ月でその決断をするのは、少し早いのでは？」なんて、言われそうですね。まずは、あなた自身の思いを尊重してお答えしたいと思います。

　人にはそれぞれ抱えている悩みがあり、頭ではわかっていても、心が拒んでしまうことはよくあります。他人からどう言われても、理想どおりにいかないことはありますよね。

自分の悩みを客観視する

　人生はいつも決断の連続で、進んで行く道を自分で選んでいくものです。就職先を決めたのも自分自身です。その反省も含めて、いま一度、自身を見つめ直してみましょう。

　さて、あなたが誰かに相談したら、どんなアドバイスをしてくれるでしょうか？　考えられる３つのパターンを挙げてみます。

①あなたがそう思うなら、そうすればいい

②まだ早いのでは？　もう少し頑張ってみたら？

③辞めるなんてあり得ない。勝手すぎるのでは？

　それぞれのアドバイスに対して、あなたは何と答えるでしょうか？

　人は悩んだときに、自分に都合のよい答えを出してくれる人に相談する傾向があるといわれています。人は誰しも自分に共感してくれる人が好きです。反対されるとわかっている人

【03 スピード退職】

には、相談をすることを控えてしまいがちです。しかし、それだけでは自分の悩みを客観視するには不十分です。②や③の意見を聞くことも、時には必要です。

　次に、あなたが相談を受ける立場になった場合、どんなアドバイスをするかをイメージしてみてください。たとえば中学生から、「友だちと馴染めないから、学校に行きたくない。やめたい」と相談されたらどうでしょうか？　「あなたがそう思うなら、そうすればいい」という共感が、果たして正しいリアクションなのでしょうか？　自分の経験を踏まえて考えてみると、別の視点が見えてきませんか？

自分の悩みを整理する

　悩みや障害を乗り越えていくことこそが、人生そのものなのかもしれません。

　好きな場所で、好きな人とだけ付き合う人生を送ることはできません。少しの感情の揺らぎにより、「もうここはダメだ」と決断してよいのでしょうか？　少し冷静になって、「なぜ辞めたいのか？」、思い浮かぶ理由をノートに書いてみましょう。

- 何がどう嫌なのか？
- 自分の理想とする職場とは？
- 嫌だと感じることが、どうなったら解消されるのか？
- 自分が好きなのはどんな人か？
- どんな仕事をしたいと思っているのか？

　悩んでいることを心のなかで考えるのではなく、文字に書き出してみると、整理しやすくなります。

　さらに自分に聞いてみてください。

- 仕事や同僚を好き嫌いで判断していないか？
- 思うようにいかないことの解決法を、じっくり考えたことはあるか？
- 自分勝手な想像で思い込んでいないか？
- 自分の力で何かを変えることはできないか？

　決して退職してはいけないといっているわけではありません。いち社会人として「大人の行動」をとるために、自分で考え、答えを出してほしいのです。周りばかり見るのではなく、自分を見ていくのです。数ヵ月で「辞めたいな……」と思う方には、もう一度、冷静に自分の目の前のことを考え直してみることをオススメします。

　こうしたアドバイスを踏まえて最終的に出た答えが「いますぐ辞める」ならば、退職する

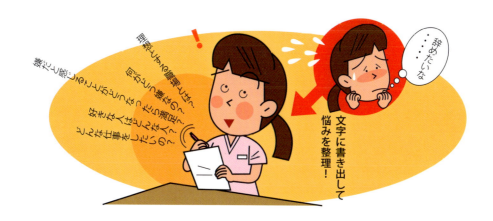

準備が必要です。ただし、その選択の責任は、自分が負うことを自覚しておいてください。

後悔と成長

　先日、ある歯科衛生士専門学校の授業にうかがった際、生徒に「後悔していることはありますか？」と質問したところ、「高校時代にもっと勉強しておけばよかった！」という声が最も多く寄せられました。学生さんたちは、社会に出てからもっとこうしておけばよかったと、これから先、何度も悔やむことでしょう。だから、人は成長していくものだと感じます。

　職場選びは人生において大きな決断です。将来の自分とじっくり向き合い、ゆっくりと答えを出しても「損」はしないはずです。

　小さいときにも、嫌なことやたいへんなことと向き合い、頑張った経験があるでしょう。その思い出はいまでもあなたの心のなかにあるはずです。そうした記憶は、いまとなっては「勲章」に変わっていませんか？

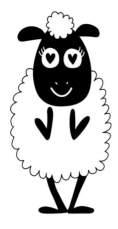

3章「教育」

01 新人
- ▶院長　　【 新人を迎える準備 】
- ▶スタッフ【 新人としての心構え 】

02 セミナー
- ▶院長　　【 セミナー参加を効果的なものにしてほしい 】
- ▶スタッフ【「セミナーに行ってきて」と言われたら 】

03 新人教育
- ▶院長　　【 新人スタッフ教育はどうしたらうまくいくのか 】
- ▶スタッフ【 新人スタッフ教育のコツ 】

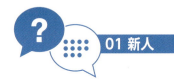

新人を迎える準備

> **Q** 当院は、勤務歴10年目（パート）、6年目、4年目の歯科衛生士、非常勤の歯科医師、そして私の5名態勢です。この春、4年ぶりに新卒の歯科衛生士が入局することになりました。何とか辞めずに続けてほしいのですが、どのように迎え入れるべきでしょうか。　　　　　　　（45歳、院長）

A 久しぶりの新人の雇用は、新しい家族が増えるようで楽しみですね。

まずは、医院の理念に基づいて、どのようなスタッフになってほしいのかを具体的にイメージしてみましょう。

先生の頭のなかには、「診療について〇〇な思いで勉強してほしい」、「患者さんには〇〇な対応をしてほしい」などの理想があると思います。逆に、「これだけはしないで！」といったものもあるでしょう。

また、こうした思いを新人に伝える前に、院内のスタッフ、とくに常勤の3名に伝え、教育内容を話し合う時間を作ってください。

「言わなくてもスタッフは理解してるはず」、なんて考え方は危険です。ひょっとして、「新人教育かぁ。やることが増えてヤダなぁ」、「新人の相手をすると嫌な思い出が蘇ってくる……」などと不安を感じているかもしれません。または、「私はパートだし、新人をみるの他の人の仕事だよね」、「新人教育は先輩にお任せします」、「自分が入ったときには何も教わってないし、何をするんだろう」などと、気持ちがバラバラなんてことも……。

 新人を迎える準備をしよう！

いわゆる"指示待ちスタッフ"は、責任が発生しそうな仕事を極力避け、できない言い訳を山のように用意し、仕事を達成するための努力を一切しようとしません。

ここはやはり、院長の出番です。あらゆるケースを想定しながら、スタッフを巻き込んで、育成の段取りを考えていきましょう。

具体的には、5つの準備をお勧めします。

1．スタッフのプロフィールと新人へのメッセージを書いたカードを作る

新人は覚えることだらけです。先輩たちとゆっくり話す時間も取りにくいので、顔と名前を一致させるのにも一苦労です。そこで、このカードを贈ります。先輩たちの人となりを知ることができ、短時間で距離を縮められます。コミュニケーションをとるきっかけにもなるでしょう。愛情たっぷりのメッセージで、歓迎ムードを盛り上げましょう。

2．医院の理念（クレド）、組織図、現在の取り組みと責任者を掲示する

最初の3ヵ月は、何がわからないのかもわからない手探り状態です。医院という組織がどのように動いているのかも、なかなか頭に入ってきません。そこで、医院がどのような理念を掲げ、院内にはどのような仕事があり、誰が責任者なのかを一覧表にまとめて、全員が見られる場所に掲示するとよいでしょう。そして、行動にはすべて目的があることも理解してもらいましょう。

3．教育係を決める

教育係に新人教育のすべてを任せるわけではありません。新人の声を吸い上げる「窓口」と、情報を一つにまとめる役割を、教育係が担うのです。新人も誰に相談するべきかを迷わなくて済みます。要望を聞き取り、院内で共有する大切な役割です。

些細なことでも質問しやすいように、交換ノートを用意する医院もあります。先輩たちが伝えたいこと、新人が伝えたいことを文字に残しながら確認していきます。

4．行動原則を決める

就業規則の確認は当然行うと思いますが、より身近な院内のルールについても、新人に伝えておくとよいでしょう。たとえば、出退勤のルール、身だしなみ、挨拶、昼休みの過ごし方、スタッフルームの使い方、就業中の言葉遣いなどです。また、院長独自のこだわりがある場合は、新人のうちにきちんと伝えましょう。退職のルールもあるとよいですね。

5．新人の様子を報告する時間を設ける

新人の行動を監視するわけではなく、全員で「見守る」という意味で、新人の様子を報告し合う時間を設けるとよいでしょう。目に見えない努力や成果をスタッフ全員でシェアし、評価してあげてください。新人に失敗はつきものです。何かが起きた瞬間に、先輩が「ベストアンサー」を伝えていくことが大切です。

【01 新人】

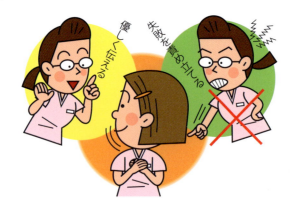

　新人の心が安定するまでは、あらゆるシーンで優しく伝えることを心がけてください。失敗は成功のための学びです。責め立ててはいけません。
　新人の育成は、既存のスタッフが成長するチャンスでもあります。貴重な体験として、医院全体のレベルアップに繋げましょう。

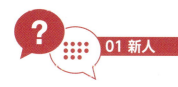

新人としての心構え

> **Q** 先月歯科衛生士学校を卒業し、今月から働き始めた新人です。医院のみなさんに迷惑をかけないように、早く認めてもらえるように一生懸命頑張るつもりです。でも、何をどう頑張ったらよいのかわからず、空回り気味です。どうしたらうまくいくのか、アドバイスをお願いします。
>
> （21歳、歯科衛生士）

A 頼もしい相談ですね。夢と希望に満ち溢れ、積極的に行動しようという意欲が湧き出ている感じです。「初心忘るべからず」なんて言葉があるように、いま感じているやる気を忘れずに、大事に育ててください。悪い意味で仕事に慣れ、その場しのぎになってしまう人もいますので、気をつけましょう。

　社会人1年生は、物事を受け入れる器が小さいものです。経験が少ないわけですから、考え方が未熟なのは当たり前です。まずは目の前に与えられた仕事に立ち向かい、逃げずに戦っていこうとする意思が大切です。そんな意識をもったあなたの存在は、医院に大きな影響を与えていくでしょう。しっかりと自分のポジションを自覚して、一人前の社会人への階段を登りましょう。

 ## 新人として、必ずすべきこと

1．自分から進んで挨拶する

　挨拶はマナーの基本です。感じのよい挨拶を、積極的に行いましょう。声が小さくないか、会釈だけで済ませていないか、元気のない挨拶になっていないか、毎回振り返ってみましょう。

【01 新人】

2．笑顔で対応する
　仕事の場に限らず、笑顔を意識したいものです。緊張していたり、気を遣いすぎていたり、忙しかったりすると、自分がどんな表情をしているのかすっかり忘れてしまいます。笑顔でいることに慣れていない人もいると思いますが、プロとして、いつでも、どこでも、誰に対しても笑顔でいられるように、トレーニングしましょう。

3．指示を理解し、ハッキリと返事をする
　最近の若者は、事務的に「はい」というものの、実は指示の内容を理解していないことが多いと、しばしば耳にします。指示された内容を理解したうえで、「はい」とはっきり返事をしましょう。指示内容を正確に理解できなかった場合は、その場ですぐに確認すること。院長があなたに期待して出した指示もあるでしょう。しっかり成果を出し、簡潔に報告しましょう。

4．約束を守る
　社会人にとって、「約束」あるいは「契約」は非常に重いものです。できない約束はしないのが基本です。万が一約束を守れそうにない場合は、最優先でその件を伝えましょう。
　仕事では、「指示を受ける、報告する」は約束です。院内マニュアルや患者対応のルールも約束です。約束には責任が生じ、その責任を果たすことが、社会では常識とされています。

5．すぐに謝る
　スタッフ間や院長に対しても同様ですが、とくに患者さんからのクレームについては、まずは「申し訳ございません」と謝ったうえで、何に対して怒っているのか、話を聞く流れに慣れておきましょう。
　どうしてよいのかわからないまま、固まらないように。きちんとした日本語で謝ることができることも、社会人に必要なスキルです。

新人として、してはいけないこと

1．むやみに感情を表に出さない
　仕事の場で、露骨に嫌な顔や不安な顔を見せてはいけません。あなたの表情が、患者さんに不安を与えてしまいます。

2．「○○と思っていた」、「○○のつもりだった」で行動しない
　"なんとなく"、"多分そうかな"といった曖昧な認識で行動してはいけません。「私、そんなつもりではありませんでした……」などと謝られても、周囲は困ってしまいます。自分が

新人としての心構え

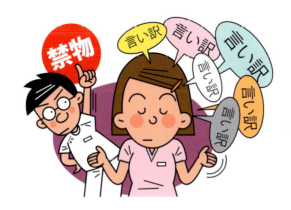

何をするべきなのかを上司に確認してから行動しましょう。

3．曖昧な物言いをしない

　医療現場では、正確さが求められます。「たくさん、半分くらい、ちょっとだけ、早めに、普通に、適当に」などと言われても困ります。数字で伝えるべきことは、数字で伝えましょう。

4．言い訳をしない

　「あ、すみません。○○さんがしていたから、いいのかなと思って」（人のせい）、「時間がなかったので」（時間のせい）、「患者さんが言ったから」（患者さんのせい）、「院長が前にこれでいいと言ってたので」（院長のせい）、「探したけれどみつからなかったので、仕方なく」（物のせい）、といった言い訳は禁物です。もし非がないのならば、論理的に反論しましょう。

5．放置しない

　わからないことを、そのままにしておいてはいけません。医院にとって重要なことかもしれません。また、問題になりそうなことこそ、放置してはいけません。

●

　必ずすること、してはいけないことをきちんと守れば、結果は自ずとついてきます。毎日の経験を丁寧に積み重ねることが大切で、新人の1年間はとても重要です。若いうちは環境に左右されやすく、感情に流されやすいものですが、しっかりとした心構えをもって、社会人としての「人間力」を高めてください。

02 セミナー

セミナー参加を効果的なものにしてほしい

> **Q** ときどきスタッフをセミナーに行かせていますが、本当に役に立っているのかわかりません。報告があるわけでもなく、感謝してくれている雰囲気も感じられません。でも、スキルアップはしてほしいので、行かせないわけにもいかないし……。他院では、どのようにしているのでしょうか。
> 　　　　　　　　　　　　　　　　　　　　　　　　（40歳、院長）

A 質問内容から察するに、院長の指示でスタッフをセミナーに参加させたところ、報告も感謝もないという状況のようですね。「報告をしない」のであれば、報告をすることまで指示してはいかがでしょうか。また、「感謝してくれない」と感じるのであれば、スタッフは感謝の気持ちの表現が上手ではないのかもしれないと考えてはいかがでしょうか。

セミナーへの参加を効果的にしたいのであれば、医院全体で「セミナーに関する約束事」を作成しましょう。

「忘年会なんてやりたくない」の項目でも述べましたが、院長とスタッフの気持ちには溝があり、お互いに埋めようとしないと、その溝は深くなる一方です。そんなときはコミュニケーションといえば一言で終わってしまいますが、院長の当たり前とスタッフの当たり前は違うという前提で、対策を考えたほうがよいと思います。

セミナーに行く目的を明確にする

せっかくお金と時間を割いて参加したセミナーが無駄になっては、もったいないですよね。セミナーに参加し、講師の話を聞くことで、知識や知恵を増やすことができ、自身が経験していないさまざまな事例を知ることもできます。さらに、仕事や人間形成にもおおいに役立つはずなのです。しかし、親の心子知らずとでもいいましょうか、ただ「セミナーに参加し

てきなさい」と指示するだけでは、スタッフの心の底に、院長の想いは伝わりません。

　セミナーに関すること以外にも、日ごろから意識していないと、スタッフの"心に伝える"のは難しいと思います。

　院長の言葉の意味を理解できるスタッフは、院長の想いを自分の器に入れることができ、学びの欲求に火がついてどんどん成長していきます。一方、なぜ院長がセミナーに参加してほしいのかを理解できないスタッフは、嫌々セミナーに参加して勝手な被害者意識をもち、文句や不満をもち帰ってくることでしょう。これでは逆効果です。

　スタッフ教育は、子どもの教育に似ています。すごい参考書を買い与えたのだから勉強しなさいと命令したとして、果たして子どもは勉強するでしょうか？　すべてはよい大学に入るためと何度言い聞かせても、子どもは納得するでしょうか？　子どもにも大人にも、感情があることを忘れてはなりません。「スタッフ＝従業員＝指示したことをやればよい」ではありません。行動には目的が必要です。

　まずは院長がセミナーに参加して、セミナーの内容を把握し、どのように役に立つのかをスタッフに伝えることから始めてはいかがでしょうか？　院長が範を示すことで、スタッフはセミナー参加の目的や意義を理解しやすくなります。そのうえで、経験を積んだスタッフが、自主的に受講したいと提案する流れを作っていくと、スムーズにセミナー参加へと結びつくと思います。

 ## 「医療人である」自覚の再確認

　歯科医院のスタッフたる者、「医療人である」ことを忘れてはなりません。医療人・医療従事者は、つねに患者さんのために、情報をアップデートし続けなければならない立場です。そこで、定期的に自覚を促す再確認の場を設けましょう。そして、「セミナーに関する約束事」を作成するのです。

● 「セミナーに関する約束事」の項目
①スタッフのテクニカルスキルやコミュニケーションスキル、ヒューマンスキルの評価表を作成する
②セミナーにかけられる医院の予算を確認する
③個人計画を立てる（スタッフ自身に作成させて、その後チーフや院長がチェック）
④セミナー受講時の諸届け内容の確認（交通費や代休の申請、レポート提出および院長への報告方法）

【02 セミナー】

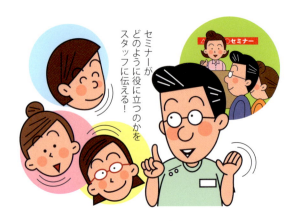

⑤負担額の確認（全額負担、半額負担、奨学金制度など、事前に決めておく）
⑥受講時のマナー、受講後の挨拶、アンケート記入例の確認
⑦スタッフからの「セミナー受講願い」のルール作り
⑧医院全体へのシェア方法の確認

　約束事がたくさんあるようにみえますが、決めてからがスタートです。みんなで決めたことであれば、影で文句を言う人はいなくなります。なお、院長が約束を破っては示しがつきませんので、要注意です。

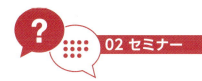

「セミナーに行ってきて」と言われたら

> **Q** 院長からいつも、「セミナーに行ってきて」と言われて、仕方なく参加しています。「もっと勉強しろ」ということなのでしょうが、モチベーションは上がりません。後輩たちにもよい影響を与えないと思うのですが、どうしたらよいでしょうか。　　　　　　　　　　　　　　　（36歳、歯科衛生士）

　スタッフの技術面や人間性の面でのスキルアップは、医院全体のプラスであり、財産になります。スタッフ個々人の能力や魅力が上がれば上がるほど、「医院の魅力」も高まっていき、喜ぶ患者さんも増えることでしょう。

　院長がなぜセミナー参加を促すのか、何となく意図を理解していても、モチベーションが上がらずに「よい結果」に繋がらないことを残念だと感じているようですね。そこには「院長に強要された」という感情の問題も潜んでいそうです。

　問題解決に関しては、まずは事実と目的の確認が必要です。本来であれば、院長にセミナー参加の意図を聞き、理解（納得）する必要があります。「言われたからやる（やらされる）」という行動は、「幸せ」には繋がりません。

どのように参加していますか？

　セミナー参加をどのように捉え、どのように参加しているのかは、各医院でさまざまなようです。
①院長が勝手にセミナーを決めて、独断で参加する人を指名する
②院長から一応打診はあるが、断れる雰囲気ではない
③セミナーのチラシがスタッフルームに掲示してあるが、「参加しなさい」とは言われない
④院長自身がセミナー参加を否定している

【02 セミナー】

⑤院長が経営系のセミナーが好きでよく参加し、課題や発表をスタッフに課す（スタッフは臨床以外の作業に追われ、負担が増える）

⑥技術系のセミナーや学会に参加するものの、レベルが高すぎてついていけない

⑦スタッフが自主的にセミナーを選択し、院長に了承をもらうシステムになっている

⑧どのセミナーに誰が参加するのか、すべてミーティングで決定する

　また、スタッフの金銭的負担などについても、医院ごとに異なります。

①参加費・交通費：全額を医院が負担してくれる／医院が半額負担／全額がスタッフの自腹

②代休：あり／なし

主体的に参加しよう

　セミナー参加に関する決まりごとはさまざまですが、総じて院長の判断次第という医院が多いようです。「院長命令で参加させられた……」などと受け身に考えず、セミナー参加に関する決まりごとを、スタッフのみなさんの手で作ってみてはいかがでしょうか？　セミナーへの参加は、患者さんのため、医院のため、院長のためにもなるわけですから、もっと自信をもって主体的に行動してよいはずです。

　まず、セミナーの趣旨と効果を詳しく調べる必要があります。同じセミナーにスタッフ全員で参加することによって感性を磨き、学びを共有しながら医院の成長を促すのもよい方法です。また、医院の規模や地域の特性を考慮すると、参加すべきセミナーを絞り込めると思います。

　スタッフによる検討といっても、院長の思いを忘れてはいけません。どんな医院でありたいのか、どんなスタッフになってほしいのか、院長の思いとスタッフの意識にズレが生じないように注意しましょう。判断材料を集めて院長に提案するのも、みなさんの仕事です。

スキルアップのマニュアルを作ろう！

　スキルアップのマニュアルを作ってスタッフ全体で共有すると、セミナー参加をより効果的なものにできます。以下の点について、検討してみてください。

①個々人のスキルアップ計画を立てる（得意、不得意なスキルの確認。先輩から学べるものと、そうでないものの峻別。どうすればスキルアップできるのか、具体的な計画を立案）

②セミナー参加に関する年間予算を決める

③セミナー参加に関する約束事を決める（参加費・交通費の負担額、代休の有無、受講時の

「セミナーに行ってきて」と言われたら

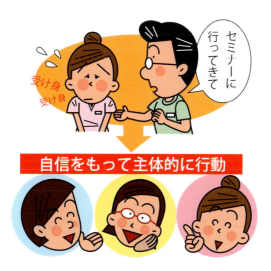

　服装とマナー、講師・関係者への挨拶とお礼の仕方、アンケート記入の例など）
④受講後のレポート提出方法（報告書フォーマットの作成）
⑤セミナーで得た情報の共有方法（ミーティング時間の活用など）
⑥セミナーの記録を残す方法
　マニュアルができあがったら院長に押印してもらい、記録として残しておきましょう。これで、「医院の約束」になります。
　医院が費用を負担して「勉強のチャンス」を与えてくれるのは、ありがたいことです。そうでない医院があることも、知っておいてください。「面倒くさい」、「休日が潰れる」なんて目先のことばかり考えずに、将来の自分の糧になると考え、セミナー参加を楽しんでほしいと思います。

03 新人教育

新人スタッフ教育はどうしたらうまくいくのか

> **Q** 新人スタッフをきちんと教育したくても、当院には経験の浅い歯科衛生士しかおらず、うまく教えられずに苦戦しているようです。歯科衛生士業務に関しては、私が口出しできないところもあり、今後の新人スタッフ教育をどのように進めていくべきなのか、悩んでいます。
>
> （38歳、院長）

A まずは、新人を指導する教育係が、これまでにどのような指導を受けてきたのかをチェックしましょう。

指導を受ける立場だった新人のころに、自分自身がどのようなところにつまずき、どのように乗り越え、今日に至ったのかを思い出してもらうのです。自分がやってきてよかったこと、うれしかったこと、つらかったこと、悲しかったことは、無意識のうちに後輩に引き継がれていきます。

ご質問の医院には経験の浅い歯科衛生士しかいないとのことなので、いきなり教育係を任じてプレッシャーを与えるのは、得策ではないかもしれません。そこで、新人教育にかかわる「連絡係」であることを伝え、負担が重くなりすぎないようにする配慮も必要です。教えるというプレッシャーは意外に重く、そのスタッフのキャパシティを越えてしまうと、本来の業務にも影響が出てしまいます。

"無関心"に注意

新人スタッフの教育方法について、院長を含む全スタッフで話し合い、指導の方向性と具体的なカリキュラム作り、日々の育成方法について検討し、シェアしましょう。ここでは、歯科衛生士としてではなく、医院のスタッフの一員として新人スタッフの教育にかかわるこ

とが大切なポイントです。
　歯科衛生士以外のスタッフが、「私は歯科衛生士ではないから」と教育に無関心な態度を示すことはよくありますので、注意が必要です。歯科衛生士でなくても、医院の先輩、あるいは人生の先輩として、新人に教えることはたくさんあります。たとえば、患者対応は、どのような立場であっても留意すべきことに変わりません。

躾

　躾はとても重要です。
　躾のできていないスタッフに教育を任せきりにすると、同じようなスタッフが育つかもしれませんし、教育係と合わないために新人スタッフが早期退職となってしまう危険性もあります。院長として、
「スタッフに任せていたから知らなかった」
「ちゃんと教えるように言っておいたのに」
などと嘆いても、後の祭りです。
　新人教育は"誰かの問題"ではなく、"医院の問題"です。したがって、医院にかかわるすべての人に責任があります。発想を変えてみてください。そうすると、自然と導き出される答えも変わってくるでしょう。

鉄は熱いうちに打て

　新人のうちに、大切なことや心構えを徹底して理解させることが重要です。たとえば、医院の理念や医療人としての心構えをしっかりと理解したうえで、歯科衛生士業務の重要性を認識してもらうのです。さらに、そこに喜びを感じてほしいと願っている医院の姿勢を感じ取ってもらいます。
　具体的な業務を教える際には、そのスタッフの理解するスピードをよく観察して教えていきましょう。画一的な指導ではなく、タイミングをみて教えていくのです。
　新人の様子を見ながら、タイプに合わせて教育していくことが大事です。それは、教える側にとっても勉強になるでしょう。
　新人スタッフは毎日新しいことだらけで、覚えることや、しなければならないことがたくさんあります。手際よくこなせる新人ばかりではないので、焦ったり、落ち込んだり、やる気を失ったり、さらには、「この仕事は自分に向いていないのかもしれない……」などと思

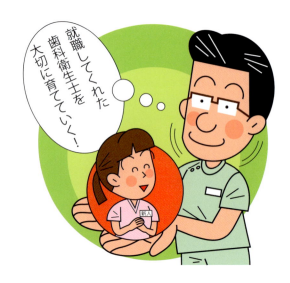

い詰めてしまうこともあります。そうならないために、
　「この医院に就職できてよかった」
　「スタッフの先輩たちが優しく、時に厳しく自分の成長を見守ってくれている」
　「先輩たちやこの医院のために、自分ができることは何でもしたい！」
　「積極的に勉強をしたい」
などと思えるように誘導していくことを意識してください（具体的な新人スタッフ教育のポイントは、「新人スタッフ教育のコツ」を参照）。

●

　人手不足がますます深刻化している時代ですから、就職してくれた歯科衛生士を大切に育てていかなければ、その後の医院経営に大きな影響を及ぼすことを忘れないでほしいと思います。

03 新人教育

新人スタッフ教育のコツ

> **Q** 新人スタッフの教育を、歯科衛生士歴3年目の中堅スタッフに任せました。一生懸命に教えているようですが、覚えの悪い新人に対してイライラしているようにみえます。教え方はさまざまですので、任せた以上あまり口出しはしにくいのですが、どのようなアドバイスをすべきか悩んでいます。
>
> （45歳、歯科衛生士）

A 多くの歯科医院では、新人スタッフが入ってくると年齢の近い先輩スタッフが指導を担当し、そのまま任せきりというケースも珍しくありません。それでうまくいけばよいのですが、うまくいかないときにどうすればよいのか、悩ましい問題です。

新人スタッフが「大丈夫です」、「はい、わかりました」と言っていても、どこまで理解できているのかを把握するのは容易ではありません。「返事はよいが、理解していない」では、現場に出したときに周りも本人もたいへんなことになります。そこで、誰か一人に任せきりにせずに、基本的なルールを定めておくべきでしょう。

まずは"心構え"を教える

最初の段階で、医療チームの一員としての考え方、さらには医療人としての心構えを教えましょう。教え方としては、たとえば医療のプロフェッショナルが書いた本を読んで感想文を提出してもらったり、「絶対にしてはいけないこと」をポスターに掲示したりする方法は、古典的ですが、効果はあります。ミーティングの席で、全スタッフが共有すべき重要なポイントを繰り返し院長が伝えることも大切です。

次に、患者対応について丁寧に教えていきます。自分としては一生懸命に頑張っていても、それが適切な患者対応かは患者さんが判断することです。したがって、もし間違っていたら

77

シビアに指摘しましょう。新人のうちに正しい患者対応を身につける必要がありますので、事あるごとに、「確認（検証）」を行いましょう。「何をどう考えて、そのような行動をしたのか？」を、教育係は絶えず確認し、アドバイスをしましょう。

　心構えさえきちんと教えて身についていれば、その後は自主的に勉強する意識づけも容易になるでしょう。

 ## 最初の3ヵ月

　新人スタッフの意識の高いこの時期に、「徹底して教える」ことを意識してください。基本ができていないのに、変に仕事に慣れてしまうと、後から直すことが難しくなります。そのあたりはスポーツと一緒です。最初に正しいフォームを身につけられるかが、その後の成長に大きく影響します。

　思いどおりに育たないからといって、焦りは禁物。繰り返し、愛情をもって毎日の成長を楽しめる「余裕」が必要です。新人スタッフにミスはつきもの。タイムリーに問題を解決していくことが積み重なり、「できる」に変化します。

 ## 新人スタッフ教育8つの確認ポイント

ポイント①：新人スタッフは理解しているか？
　医院の方針／医院の特徴／院長のこだわり／来院する患者さんの傾向／組織図／今後の方針などの確認

ポイント②：新人スタッフの適正の確認テスト
　一般常識／コミュニケーション能力／行動分析／歯科衛生士の基本スキルなどの確認

ポイント③：新人スタッフ教育カリキュラムは適切か？
　業務内容別カリキュラム／評価方法／合格点などを明確にする

ポイント④：教育の日程をカレンダーに落とし込み、各責任者が評価できているか？
　③④をスタッフルームなど、全員が確認できる場所に掲示する

ポイント⑤：ミーティングなどで、各人からみた新人の様子を報告
　チェック内容の担当を決める／目標をもって行動しているか／得意不得意の判断など

ポイント⑥：ミーティング後、誰が、何を、どのように教えるのかを確認
　指示系統の明確化／練習期間の設定／時間配分／標準化など

ポイント⑦：新人育成は医院全体の仕事として記録しておく

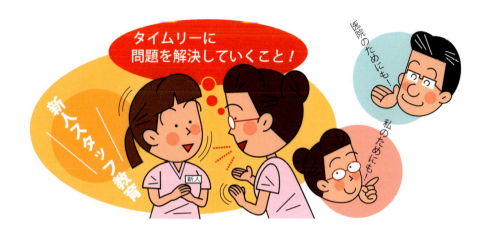

　記録ノート／評価システム／反省から学ぶ／カテゴリーの細分化など
ポイント⑧：院長への報告（院長確認）

　新人スタッフの教育は定期的に必要になります。過去の事例と比較することも必要ですから、医院の基準を作っていきましょう。
　教える側にとっても成長するよい機会です。医院全体が成長するチャンスだと捉えて、取り組んでください。
　時代も変化し、医療現場も進化しています。しかし、私たち人間は何も変わりません。人として大切なことを次世代へ、きちんと伝えていきましょう。

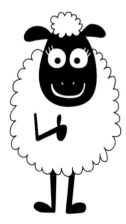

4章 「診療」

01 中断
▶院長　　　【 来院中断への対策 】
▶スタッフ【 来院中断を減らしたい 】

02 小児とのかかわり
▶院長　　　【 スタッフの子どもへの対応 】
▶スタッフ【 子どもの対応でイライラする 】

03 電話応対
▶院長　　　【 受付の電話応対でのトラブル 】
▶スタッフ【 感じよく電話応対ができない受付 】

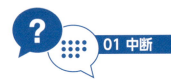

01 中断

来院中断への対策

> **Q** ありがたいことに毎日多くの予約が入っており、カルテ棚もいっぱいです。ただ、日々の仕事に追われて、来院が途絶えている患者がいまどれくらいいるのかを把握できていません。予約に関することは受付に任せっきりで、これではいけないと思っています。すぐにできる対策はあるでしょうか。
>
> （39歳、院長）

A 来院が途絶えてしまう「来院中断」に関するお悩みですね。まずはっきりさせたいのは、どこからを来院中断と判断するのか、医院で決まっているのかです。また、ご質問の歯科医院では担当歯科衛生士制でしょうか？ その担当はどこまで責任をもつのでしょうか？

現状の把握と同時に、こうした線引きをしていかなければなりません。線引きを曖昧にせず、みなさんで決めたルールに沿って、ゴールに向かってスタートを切りましょう。

たとえば受付に話を聞くと、このような答えが返ってくるのではないでしょうか？

「次回予約の前にリコールハガキを出せるように、月ごとに分けて管理しています。その後、予約がとれたかどうかを記録しています」

「連絡がない患者さんには電話をかけて、予約の催促をしていますが、それでも予約をとれない患者さんに関しては、だんだん放置になってしまっています」

「いま予約が詰まっているので、来院してくださっている患者さんが優先になってしまいます」

また、ようやく予約をとっても、キャンセルになると、その患者さんのカルテはカルテ棚に戻ってしまい、目の前の仕事に追われて忘れられていきます。

対策1：まずはできることから

　ここ1年間、来院していない患者さんのカルテを棚から出してみましょう。アナログな方法ですが、その数が目に見えると実感が湧きますので、効果的です（「こんなにあるの〜!?」と、スタッフの声が聞こえてきそうです）。

　次に、院長が治療内容と患者さんとの関係を加味して、カルテを以下の3つに分類します（仕分け用のボックスを用意するとよいでしょう）。

① "ぜひ来てほしい" 患者さん
② "もういいかな" という患者さん
③ "どちらでもいいかな" という患者さん

　そして、①に分類されたカルテの患者さんには、受付や担当歯科衛生士が手分けしてすぐに連絡をとります。その際、「来てください」ではなく、「お口の状態が気になり、ご連絡させていただきました」と、愛情表現を忘れずに。

　こうした連絡により、何％の方の予約がとれるのかを身をもって知ることは重要です。なかなか来院に繋がらないと感じとることができたら、医院の環境を見直すきっかけになります。一連の面倒な作業を通じて、スタッフが "はじめから中断にならない努力をしていたほうが楽だ" と気づいてくれたら成功でしょう。

　中断してからお声がけするよりも、日々丁寧に対応し、納得して通い続けてもらうことが大切なのです。そして、患者さんに医院のファンになってもらうための努力を怠らないことを、スタッフに自覚してもらいましょう。

 ## 対策2：これから行うこと

①治療計画を説明してゴールをイメージしてもらう／ツールの活用／意思確認
②信頼関係の構築／5Sの見直し
③感謝の表現／言葉の使い方トレーニング
④次回予約の徹底（もし約束できない場合は、こちらから電話があることを了承してもらう／いつまでに治療を再開しないとどうなるのか、リスクを説明する）
⑤無断キャンセル対策／チラシやポスターの作成、声かけ
⑥カルテ管理の見直し（患者の状況がわかるように、シール・色分け・棚で分類）
⑦担当の責任範囲の明確化（途中経過報告）

【01 中断】

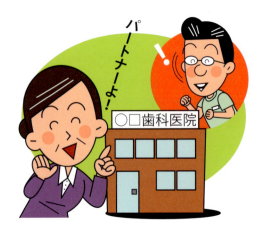

⑧院内ミーティングにて数値報告／原因と対策をシェア

　歯科衛生士が担当制ではない医院では、次回予約を受付が管理していると思われます。受付は口腔内の状態までは把握できませんので、「日にちの約束」をするだけです。それを受けた患者さんも、日にちの約束と認識します。

　一方、歯科医師や歯科衛生士との約束は、「治療の約束」です。それはご自身の健康に関する大切な事柄と認識されますので、「日にちの約束」よりも重いものとして受け止められるでしょう。

●

　患者さんには、「○日に来てください！」と強制されていると思われないようにしましょう。歯科医院は、患者さんにとって年齢を重ねても不安なく食事を摂るためのパートナーであると思っていただけることを目指したいですね。

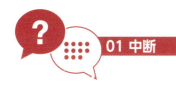

来院中断を減らしたい

> **Q** 当院は来院中断が多いような気がします。できるだけ中断とならないように、後輩への指導も含めて取り組みたいと思っています。具体的に、何から始めたらよいでしょうか。　　　　　　　　　　（33歳、歯科衛生士）

A どの時点でその患者さんが来院中断したと判断するのか、線引きは院長のお考え次第だと思います。来院中断を考えるにあたり、まずはその定義をスタッフのみなさんで話し合い、共通の認識にしていくことから始めてみましょう。より具体的な話し合いができるように、あらかじめ来院中断にかかわるデータを用意しましょう。定義が曖昧で、データがない状態で話し合っても、最終的に「最近、中断が減ったような気がしますね。よかった〜」程度の結論で終わってしまうかもしれません。

みなさんは目の前の患者さんのことに集中しているため、医院全体の来院状況まで把握するのは困難だと思います。「最近、あの患者さん見かけないなあ」と思った時点で、半年以上経っていることも珍しくありません。患者さんに信頼してもらい、継続して来院してもらわないと、しっかりとした治療を行うのは難しいでしょう。

来院中断の理由は？

なぜ来院が途絶えてしまったのか、スタッフ全員で考えてみましょう。自分が患者さんと仮定して、「もうここには来院したくない」と思う瞬間を出し合ってみてください。いかがでしょうか？　いろいろとありえない事例が集まるのではないでしょうか？

それらをもとに、「絶対にしてはいけないワースト10」を、戒めとしてスタッフルームに掲示しておくのも効果的です。自分たちが嫌なことは、相手にしてはいけないというのは基本です。

【01 中断】

できることから見直そう

1．接遇マナー
- 表情、挨拶の確認。返事の徹底
- 身だしなみチェックなどの担当決め
- 「報・連・相」の徹底

2．初診の患者さんへの対応
- 第一印象の重要性を理解する
- 医院のコンセプトの確認。説明できるかの確認
- アンケートの見直し
- デンタル IQ アップのための情報提供

3．治療説明の方法
- ツールの使い方をチェック
- カウンセリングとコーチングの理解を深める
- 患者タイプ別に対応を考える

4．治療計画の説明
- キャンセルされないように、治療計画をしっかりと理解してもらう
- 歯科医師、歯科衛生士が治療計画の内容をしっかりとすり合わせる

5．院長とスタッフの連携
- チーム医療の再認識
- 時間管理の工夫
- 目的と手段の見直し

6．受付対応
- 共感・感謝表現の確認
- クレーム対応の確認（よくあるクレームの先読みができるようにしておく）
- 治療後、患者さんの不安の聞き取り
- 予約のとり方の再検討（治療の流れの説明、治療内容を理解しているかの確認）
- 次回予約日時の念押し

7．整理整頓、清掃、清潔感
- 患者さん目線でのチェック

- **不要なものは捨てる（断捨離のチャンス）**

　時間や余裕がないと、言い訳ばかりする悪循環に陥ってしまいがちです。それが「医院の当たり前」にならないように、できることから見直しましょう。それらの取り組みが患者さんの不満を減らし、来院中断を防ぐことへと繋がっていきます。

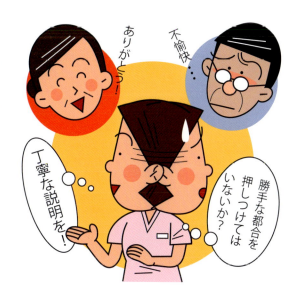

丁寧な仕事を心がけよう

　もちろん、来院中断の患者さんをリストアップして、電話をかけたりハガキを出すのも必要なことですが、患者さんが戻ってくれるとは限りません。一度離れてしまった患者さんを呼び戻すよりも、そもそも来院が途絶えないようにするには、日々どのように患者対応すべきかを考えてほしいと思います。

　理想は、来院した患者さんに毎回喜んで帰ってもらうことです。日々、患者さんを丁寧に治療することに感謝し、さらにそれをきちんと形にして表現できれば、治療中断を減らせるでしょう。

　「医療もサービス業である」と言われますが、サービスだからとかしこまるのではなく、心からの感謝を伝えることが最も効果的だと思います。

　時間内に終わることばかりにとらわれて患者さんの心を忘れ、勝手な都合を押しつける結果になっていないか、無意識に患者さんを不愉快な思いにさせていないか、いま一度振り返ってみましょう。「丁寧な仕事」が、結果的に患者さんや術者、医院にとって、最良の結果に繋がるのです。

02 小児とのかかわり

スタッフの子どもへの対応

> **Q** 子どもの治療についている歯科衛生士の態度に悩んでいます。子どもと一緒に大きな声ではしゃいでいるときもあれば、感情的に叱り出したり、子どもの言うことを無視したり、うまくいっているようには見えません。一度は注意したのですが、以前と変わらない様子に困っています。
>
> （37歳、院長）

A どんな子どもにも平等に、丁寧に、子どもの立場を理解して、子どもに好かれるような対応が望ましいでしょう。さらに、保護者からも信頼されるような歯科衛生士になってもらうのが、理想的ですよね。

少し角度を変えて考えてみる

院長が気になって注意しても、スタッフ自身が自分の行動を理解していないケースは少なくありません。すると、注意されたスタッフは「そんなつもりではなかったのに……」となってしまいます。とくに子どもの対応に100％正解といえるものはありませんので、お手本になるようなベテランスタッフがいない医院では、余計に混乱することでしょう。

今回のケースにアドバイスするとしたら、院長には「少し角度を変えて考えてみる」（イメージさせる）習慣を意識してほしいと考えます。

子どもと一緒にはしゃいでいる歯科衛生士は、本当にはしゃいでいるのでしょうか？　子どもと共感するコツを掴めずに、子どもに引きずられて、ただただ一生懸命な態度なのかもしれません。

子どもはどうでしょうか？　一緒にはしゃいでくれるスタッフを見て、相手が喜んでくれていると思い、さらに興奮しているのかもしれません。

お母さんはどうでしょうか？　そんな子どもの様子を見て安心するでしょうか？　治療を終えて早く帰りたいと、イライラしているかもしれません。あるいは、「しっかり治療をしてもらえるのかしら？」と不安に思い始めているかもしれません。
　スタッフの行動について、多種多様な考え方ができますし、一概に悪影響を及ぼすとはいい切れません。したがって、一方的に注意するのではなく、「自分だったらどうするか」を考えてみてください。そして、日ごろから「相手の立場になって考え、行動する習慣」をつけるようにスタッフへ伝えるのが、まずは必要だと考えます。
　さらに、スタッフに考えて気づいてもらいたいことは、どのような態度が子どもや保護者に不安を与えるのか、どのような状況が不満を抱かせるのか、どのようなことが不信に繋がるのかについてです。スタッフが具体的に考え、行動に移せるような環境を作ってあげてください。

 ## スタッフ同士で注意し合えるように

　以下に挙げるポイントを、スタッフ全員でセルフチェックできるように指導していきましょう。時に子どもは、大人よりも感情に敏感です。
【表情】
- 感情が表情に出ることを知る
- 不安、焦り、失敗、緊張、作り笑い（ごまかしているつもりでも見え見えかも）
- 考えごとをしているときは、無表情になりがち

【目つき】
- きつい目線、目が泳ぐ、遠いところを見る、キョロキョロする

【口角】
- 口角が下がると不機嫌そう
- 口が尖ると不服そう

【声の大きさ、声のトーン】
- 医院全体に響いていないか
- 個人情報の漏洩になっていないか
- 優しい声色か

【話すスピード】
- 早口になっていないか

- 子どもペースになっていないか

【言葉の選び方】
- 赤ちゃん言葉になっていないか
- 「、」や「。」をきちんと使っているか
- 曖昧なことを言っていないか
- 汚い言葉を使っていないか
- 上から目線ではないか
- 擬音語を使いすぎていないか
- 相槌ばかりで説明が疎かになっていないか
- 相手が理解したかを確認しているか

　こうしたポイントを忘れないために、医院のどこかに掲示しておくのもよいでしょう。また、院内の勉強会などで、実践できているかを定期的に確認するのもお勧めです。

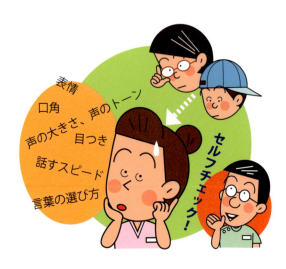

02 小児とのかかわり

子どもの対応でイライラする

> **Q** 以前勤務していた歯科医院では、子どもは滅多に来院しませんでしたが、現在の医院は、時間帯によってはほとんど子どもだけでいっぱいになり、その対応に追われています。どう対応してよいのかわからず、目が回るばかりで、ときどきイライラします。どうしたらよいでしょうか。
>
> （30歳、歯科衛生士）

A 子どもがたくさん来院する、忙しい歯科医院のようですね。子どもたちの将来をイメージするとワクワクしますが、時間に追われながら歯科衛生士業務をこなさなければならないとなると、心に余裕がなくなってしまうのも無理はありません。

世の中には「子ども嫌い」を公言する人もいますが、「子どもがいる状況に対処できないから苦手」という面もあるかもしれません。一般的に、子育てはストレスがかかるものですので、来院している保護者もイライラしているかもしれませんね。

 ## 予約時間を再検討する

保護者が子どもを連れて来院する時間帯は、往々にして重なります。そのため、患者さんの希望どおりに予約を入れていくと、特定の時間帯だけに集中してしまい、たいへんなことになります。予約が集中すれば、対応するスタッフの負担も大きくなりますので、見直しが必要です。

また、子どもの性格や特徴（よく泣く、口を開けない、じっとしていられないなど）を考えて、予約時間を振り分けることも検討してみましょう。同じ時間帯によく泣く子どもが複数人いると、収拾がつかなくなってしまいます。

その他にも、どうすれば子どもの患者さんにスムーズに対応できるのか、スタッフそれぞ

【02 小児とのかかわり】

れに意見や考えがあると思いますので、ミーティングでそれらを出し合い、改善ポイントを明確にし、今後の予約のとり方を工夫してみてください。

また、事前に子どもの特徴を把握しておくのも効果的です。

「○○ちゃんはアンパンマンが好き」

「○○くんは○○さんに懐いている」

「前回と同じユニットに座ってもらったほうがスムーズ」

など、事前に子どもの動きを想定しておくと、精神的にずいぶん楽になるでしょう。

体験談からヒントを得る

先輩歯科衛生士がいる場合は、体験談を聞いて参考にしましょう。たとえば、

- 子どもが泣きやまないときは、どうしたらよい？
- 子どもはどんな話題に興味をもつ？
- 治療を嫌がる子どもの母親と、どんな会話をすればよい？
- じっとしていられない子どもには、どのように注意すればよい？
- 治療中、知らん顔している母親に、どのように対応すればよい？
- 時間内に治療を終えるためのコツは？

などの質問に、さまざまな実践的なアドバイスをくれることでしょう。

歯科治療に関して、子どもが納得して来院できるように、保護者に協力を仰ぐ場合もあるでしょう。そのあたりが、子どもの対応で難しい部分かもしれません。先輩の経験談から、「もし自分だったら」とイメージしてみてください。少しずつ自分と重ね合わせて、不安を解決できるように整理をしていきましょう。

自身の振る舞いを見直す

子どもの対応でイライラする気持ちは、「うまく対応したい」という気持ちの裏返しです。

「時間どおりに終わらない」

「伝えたことを理解してくれない」

「じっとしていてくれない」

と焦ってしまうのはわかります。しかし、そもそも「子どもとはそんなものだ」と開き直ることも、時には必要でしょう。

そして、歯科衛生士学校で子どもの治療や児童心理学などを学んできたことを思い出して

子どもの対応でイライラする

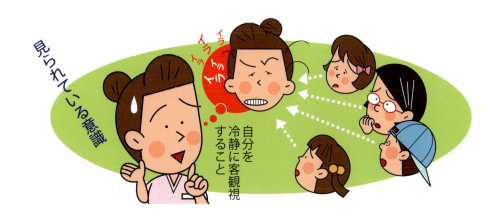

みてください。口腔内を診るプロとしての自信をもち、凛とした振る舞いでいきましょう。保母さんとは違う、歯科衛生士らしい対処を模索してください。

　なお、大前提となるのは、自分を冷静に客観視することです。もしも「イライラして自分を見失っているかも」と思ったら、自分の表情や話し方、言葉選びについて見直してみましょう。時に子どもは大人よりも感情に敏感です。あなたの感情的な態度が、子どもの態度に影響を与えているかもしれません。子どもからも保護者からも、「見られている意識」をもって対応してみてください。

　興味があれば児童心理学などを学び、知識として備えておくのもよいかもしれません。

03 電話応対

受付の電話応対でのトラブル

Q 先輩にあたる歯科医師が当院に電話をかけた際に、受付の電話応対がよくなかったという指摘を受けました。普段、受付がどのような電話応対をしているのか把握していなかったので、見直すよいきっかけにしたいと考えています。具体的に、どのように勉強させたらよいでしょうか。

（35歳、院長）

A 基本的な接遇が身についていないスタッフに、自分たちで勉強するように指示したり、接遇セミナーを受講させたりしても、あまり効果はありません。「せっかくセミナーに行かせたのに……」と諦めモードになっている院長を、これまで数多く見てきました。歯科医院経営の根幹を成す人材育成は容易ではなく、どこの院長も頭を抱えています。

よくよく考えてみると、私たちは社会人になってから、正しい日本語の使い方を習う機会があまりありません。間違って使っていても、誰も注意してくれず、曖昧なままで突き詰めて確認することなく、事態は進んでいきます。さらに、その後で検証することも、反省することもなく、言葉遣いを意識していないのが現状ではないでしょうか？

社会経験の少ない若い女性は、他人の感情の動きについて知らないことが多いようです。理屈は頭で理解できるかもしれませんが、現実的にはそれを検証できないのです。

本項のケースでは、電話応対によってトラブルが起こりましたが、叱りながら教えるのではなく、理想としてはトラブルが起こる前に、電話応対や言葉遣いの重要性を受付本人に気づかせることが重要です。

注意の仕方を考える

トラブルがあったときに、院長はどのような注意をされますか？

事実をそのまま伝えるよりも、「気づきを与える」ようにもっていかなければ、「私、そんなつもりじゃなかったのに」という反発を招くだけで終わってしまいがちです（全国の歯科医院で見かける、よくあるパターンです）。

　人間は何かがあったときにこそ考え、足りないものを知り、具体的にどうすればよいのかを模索し、その学んだことを実践しようと必死に努力します。そこで、まずは受付に「自覚」をさせることから始めてください。そして「学ぶ姿勢」があるかどうかの確認が重要です。やる気のないスタッフへの研修は逆効果になりますから、面談をして確認後、本人の口から「きちんと勉強します」といった言質を得てから始めてください。

何が？　どこが？　どんなふうに？

　受付の学ぶ姿勢の確認がとれたら、なぜトラブルが起こったのか、実際に細かく検証していきましょう。

　具体的には、電話応対の何が、どこが、どんなふうによくなかったかを考えていきます。そのうえで、どうしたらよいのかをスタッフ全員で一緒に考えていきましょう。

　まずは、電話での話し方（言葉の選び方、声の質、感じのよさなど）から考えてみましょう。わかっていないことは、今後も同じように繰り返す可能性が大です。何がわかっていなかったのかを知ることが重要です。

　研修方法として最も効果的なのは、実際にビデオを設置し、客観的に自分がどのような応対をしているのか、見せることです。研修に行ったり、接遇の先生を招いて学んだりするよりも、自分の行動を見ること、自分の話している声を聞くことにより、「どう感じるのか」を考えることが大切です。

　続いて、2人1組で背中合わせになり、電話応対のロールプレイを行います。スタッフでさまざまなタイプの患者さんを想定して、リアルに応対のチェックを行います（詳細は「感じよく電話応対ができない受付」参照）。

　自分の応対が、他者にどのような印象を与えているのかを見極めるのは困難です。身近なスタッフに適切な助言をもらい、改善していくことが重要です。

感謝

　院長が言葉遣いや電話応対を勉強する時間を作ってくれることに関して、スタッフ全員が「感謝」の思いをもってくれるとうれしいですよね。円滑な学びの場にするためにも、事前

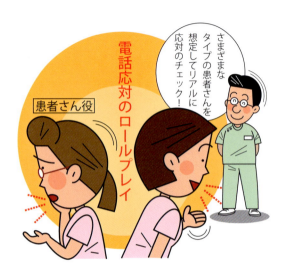

　にチーフスタッフと打ち合わせをして、準備しておくのがよいでしょう。何事にも感謝の気持ちをもつと、表情や言葉遣い、態度に変化が現れ、患者応対も改善していきます。院内がそのような空気になれば、さらにもっとよくなりたいという自発的な行動に繋がっていきます。

　ロールプレイした後のベストな会話法をプリントアウトして、しばらく貼っておくのもよいでしょう。目で見て確認しながら、流れに沿って言葉を選んでいく習慣が身につくとよいですね。

03 電話応対

感じよく電話応対ができない受付

> **Q** 受付の電話応対について、患者さんからクレームを受けました。本人に確認したのですが、ただ淡々と応対しただけだと主張し、悪かったという自覚がありません。似たようなトラブルがすでに3回起こっています。感じのよい電話応対の方法をどのように教えたらよいか、悩んでいます。
>
> （45歳、歯科衛生士）

A 受付の電話応対によって患者さんが気分を害され、二度と来なくなるというのは悲しいです。まずは、受付がどこまで電話応対の重要性を理解しているのかを確認しましょう。また、「受付の仕事」について、院内で共通認識をもっておくことも必要です。「これは受付の仕事だから、私は関係ない」などと考えずに、チームとして歯科医院を運営していく意識を高めていきましょう。

スタッフには、それぞれの職種や立場に応じてミッションが課せられています。それを怠ったら、医院の目的は達成されません。受付が起こしたトラブルであっても、受付だけに何かを教えれば解決すると考えずに、医院全体で取り組みましょう。

心構え／ホスピタリティマインド

「どんな思いで仕事に取り組むのか？」
「仕事のやりがいとは何なのか？」
「何に感謝し、何を学ぶのか？」

すべてに意味があると捉えることも重要です。作業を覚え、スムーズに受付業務ができるようになればよいという問題ではないのです。

おそらく本人は、自分なりに一生懸命やっている結果だと考えているでしょう。自分がよ

【03 電話応対】

かれと思ってやっていることに関して何か注意されても、「？」のままなのです。

　実際に受付がどのような電話応対を行っているのかをチェックし、どのようにしていけばよいのかを医院全員で一緒に考えていく必要があるでしょう。

 ロールプレイ

　２人１組が背中合わせになり、表情が見えないようにして患者役と受付役に分かれ、電話応対のやりとりをロールプレイしてみてください。患者役になったスタッフは、そのつど、自分がどう感じたのかを伝えることが大切です。

【チェックポイント】
- 声のトーン（明るく、優しく、信頼してもらえるような声を出す）
- 話すときの表情（笑顔で話すこと）
- 話すスピード（本人の癖があるので要チェック）
- 共感した相槌の打ち方（感情がもつれると事態は悪化する。心から共感すること）
- オウム返しの仕方（意外に難しいので、習慣になるまで）
- 相手の言いたいことを理解しているか（聞きながら、頭のなかで話を整理する。結局何をしてほしいのか、要望を聞くように）
- 尊敬語、謙譲語、丁寧語（基本的なことが当たり前になるまで練習）
- クッション言葉（どんなクッション言葉を、どんなときに入れるのか、会話のなかでの当たり前にする）
- 謝罪の仕方（心からの謝罪。口だけでは相手に伝わらない）
- 代案の出し方（一般的なことに関しては準備をしておくこと。わからないことを自分で判断せず、必ず確認してから答えるようにする。折り返しの電話でも構わない）
- 間の取り方（間がないとせっかちに感じ、間が空きすぎるとおっとりに感じる）
- 復唱確認の仕方（オウム返しとは異なり、用件のポイントを押さえるために）
- 用件をまとめながらメモをとる方法（必要なことは何か、時系列に書き留めて、そのままメモを渡せるようにしておく）
- 緊急性（何をもって判断するのか、理解が必要）
- もしものイメージ（危機管理、想定の範囲を確認。固まらずに対応できるように。先輩から過去の事件、事故などを聞いて疑似体験をしておく）
- 電話を切った後、即行動できないときの対処法（目の前の患者対応が優先されるので、状

感じよく電話応対ができない受付

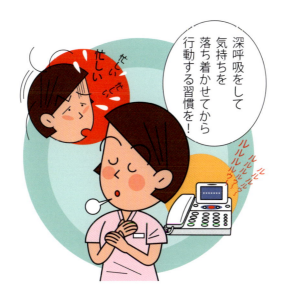

況が上書きされた場合、忘れる可能性が高くなる。そうならない対策を準備しておく）

ロールプレイの印象は人によって感じ方が違うので、スタッフ同士でさまざまな患者さんをイメージし、どんな人に対しても悪い印象を与えないように練習を重ねていきましょう。

前述のチェック項目は、電話に限らず日ごろの会話でも注意しなければならないことです。社会人として当たり前の内容だと考えてください。毎日ともに働く仲間同士、さらには敬意を払うべき院長に対して、柔らかく、的確に伝わるように会話する努力をしていかなければなりません。

切り替えが大事

心の状況が顔に現れ、また言葉に現れます。できない理由の多くは、仕事に追われて忙しくなり、頭のなかが整理できていないことが原因です。忙しいと感じているときこそ、深呼吸をして気持ちを落ち着かせてから行動する習慣をつけましょう。

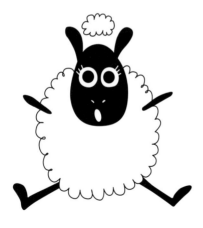

5章 「経営」

01 数字意識
- ▶院長　　【 数字意識をもって行動する 】
- ▶スタッフ【 数字意識をもって "できる" スタッフを目指す 】

02 セルフケアグッズ
- ▶院長　　【 セルフケアグッズを患者に提案してほしい 】
- ▶スタッフ【 セルフケアグッズの勧め方 】

03 節約
- ▶院長　　【 無駄遣いをやめさせたい 】
- ▶スタッフ【 節約を意識させる 】

01 数字意識

数字意識をもって行動する

Q スタッフが一生懸命に仕事をしているのはわかるのですが、数字や結果をまったく意識してくれません。しかも、仕事の結果が出なかったことに関して、言い訳ばかりします。きちんと仕事ができるようになるためには、どのような指導をすればよいでしょうか。　　　　　　　　（50歳、分院長）

A その昔は「ゆとりちゃん」、少し前は「さとりちゃん」、最近は何ちゃんなのでしょう。そんな名前のついた女子に、物事の原因を追求して考えて行動するように指示しても、わかってもらえるまでにはかなり時間がかかりそうですね。

まず認識していただきたいのは、スタッフが何かを起こしたときが、最高の指導のタイミングということです。

問題が起きたときが、医院にとってのチャンス。スタッフと一緒に事実を検証して（時折事実が変化するので）、何がベストな対応だったのかの「リハーサル」をさせて、「本番」に備えるように誘導してあげてください。

まるで舞台監督の仕事のようですが、スタッフという役割を演じる方々への演技指導と考えるのもよいかもしれません。加えて、「台本」という「仕組み」も必要でしょう。後から「あのときね……」と言っても、すでに記憶にないかもしれませんから、要注意です（人間は忘れる能力をもっていますから）。

スタッフの曖昧な言葉

スタッフに責任ある行動をとってもらうために、さまざまな指導方法があります。指導上のより効果的な手段として、「数字意識をもって行動する」をテーマに考えてみます。

スタッフとの会話で、"すっごい、いつも、たいてい、多分、大枠、○○ぐらい、そんな

感じ〜"といった言葉を耳にしませんか？

　たとえば、仕事の報告として「多分前よりは少しはマシになっているかもしれません」、「ずいぶん、多くなってきている感じがします」、「みんな、かなり頑張ってくれているので、前よりよい結果が出ていると思います」なんて言われたらどうでしょうか。ツッコミどころ満載の曖昧な言葉が並ぶこんな報告が来たら、何をどう理解して次の戦略を立てればよいでしょうか。まさか、そのまま「あ、そう」なんてスルーしていませんよね？

　一生懸命に報告するスタッフの頑張りを認めて、「察してあげよう……」となる気持ちもわかりますが、そのようなやりとりでは仕事は成立しません。

 数字を意識する

　数字は誰もが理解できる、共通認識をもつために必要不可欠なものです。「明確な指示を出すことがリーダーの仕事」で明確な指示の重要性について述べていますが、スタッフから上がってくる報告がぼんやりしたものでは、それを受けて行う院長の指示も曖昧になってしまいます。

　リーダーは指示するときに具体的な数字を示し、スタッフにも「具体的な数字を意識して報告してください！」と、はっきり伝えるようにましょう。そこに感情が入る余地はありません。

　日常の会話から数字を意識することで、自分の適当さに気づき、きちんと確認してからでないと社会人としての会話にならないことを学べます。意識を高めていけば、慎重に仕事に備えることができるようになるかもしれません。

　さらに、「逆算する」という新しい習慣を身につけることもオススメです。

　たとえば、時間、期限、期間、数量、回数、人数、分析データなどについて、スタッフ全員で数字で線引きするようにしてみてはいかがでしょうか？

　ミーティングなどで、「何をいつまでに何回やる」、「何日の何時までに提出する」など、数字を言葉に出し、議事録でチェック（管理）しやすいようにしましょう。期限を決めたら、「あと〇日です」という具合にタイムリミットで周知していくことにより、意識の統一を図りやすくなり、リーダーシップを発揮しやすくなります。

　治療時間を守るためのスキルアップ、新患数、キャンセル率、リコール人数、歯ブラシなどの売り上げ、保険点数などをグラフ化するのもよいでしょう。反省点が明確になるので、評価しやすくなります。

【01 数字意識】

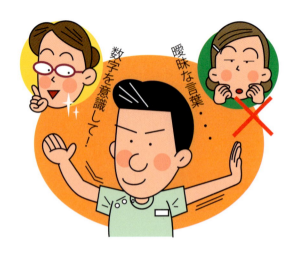

　数字と思いやり、左脳と右脳のバランスのとれたスタッフになってもらうために、院長は監督兼脚本家になったイメージで、スタッフを女優だと思って育ててみてはいかがでしょうか。患者さんに信頼される、プロフェッショナルな歯科衛生士が主役の映画を撮影しているとなると、誰もが納得できるセリフと行動ができるはずですね。

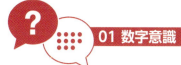

01 数字意識

数字意識をもって"できる"スタッフを目指す

> **Q** ミーティング中にダラダラしたり、提出物の期限を守らなかったりして、よく院長から「緊張感をもって仕事をしなさい」と怒られます。意識しているつもりでも、なかなかうまくできず、後輩指導でも悩むところです。どうしたらよいでしょうか。　　　　　　　　　　　　　　（35歳、歯科衛生士）

A 時間どおりに会議を終えることができなかったり、期日が守られなかったりというのは、よくある話です。次の仕事に差し支えたり、二度手間になったり、最悪、約束事がなかったことになるなんてことも……。歯科医院でも、仕事中のさまざまな「約束」を守れないと、他のスタッフや患者さんに迷惑をかけてしまうことになります。

　一生懸命に頑張っているにもかかわらず、結果が出ない。わかってはいるものの、なかなかうまくいかずに焦ってばかり。しかも、チーフは全体を見ながら仕事をしなければならないなんて、簡単にできるわけがない！　と思ってしまいますよね。

　緊張感をもって、優先順位を考えて、相手の気持ちを慮って、時間意識をもって、先読み行動をして結果を出す。そんなことは神業だと思いませんか？（笑）

　それが、先輩たちのようにできるようになるのです。なぜなのか？　どれくらいの年数がかかるのか？　どれだけ泣けばよいのか？

　できるだけ早く、できれば簡単に、できれば泣かずに立派なチーフになりたいですよね。そのためのヒントとして、仕事への取り組み方について考えてみましょう。

 何を意識して仕事をするべきか

ポイント①：感性を研ぎ澄ます、イメージする

　よく見る、人の話を聞く、"もし自分だったら"と考えましょう。

【01 数字意識】

　時間を守らない人や、人の話を聞かない人がいたら、あなたはどう思いますか？　できなかった言い訳ばかりしている人を見て、何を感じますか？　そこで答えが出たことを、自身でやってみることです。「空気を読む」は、目に見えないものを読むために「感じる」ことから始まるのです。

　何かあるたびに、人の意見や感想を聞いて、参考にしてみましょう。

ポイント②：そうなりたいと決意をする

　"適当"、"曖昧"にしない。開き直らないことです！

　医院に理念があるように、あなた自身も「なりたい自分」の決意表明をしてください。主人公はいつもあなた。毎日、なりたい自分になるために仕事をしているのです。できない理由を探して、人のせいにしても意味がありません。

ポイント③：仕事に感情を挟まない

　"自分は女性だから"と甘えないことです。

　したい、したくない、きつい、おもしろくない、好き、嫌い、などと考えていては、仕事は成功しません。その感情が、あなたの成長を邪魔しています。冷静に大人の対応を心がけてください。

ポイント④：他人と比べない

　私たちは、都合のよい他人と自分を比べがちです。必要以上に自分と他人を比べると、不幸がやってきますので、気をつけてください。また、仕事ができない人に合わせるのではなく、できる人の真似をしていきましょう。

ポイント⑤：数字意識をもつ

　ざっくりとしたどんぶり勘定では、物事を見誤ります。ダイエットと似たようなもので、いま自分は何kgなのか、測らないと何も始まりません。何日で何kg、1日何kcal摂取などと具体的な数字を設定してこそ、戦略的にダイエットに取り組むことができます。「何となく、痩せたみたい！」では、ただの自己満足で終わります。仕事も同様で、数字を指標として取り組まないと失敗する可能性が高まります。

会話のなかに数字を入れよう

　「数字意識をもつ」は、とくに重要です。何分、何日、何個、何人、何回、何％、何円など、数字をつねに意識して行動しましょう。

（例）

数字意識をもって"できる"スタッフを目指す

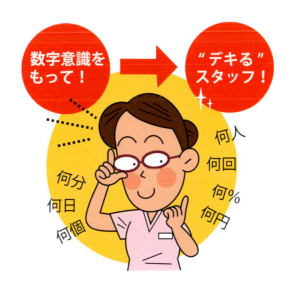

- ○分より開始します
- 気をつけるところが○点あります
- ○時になったら終了です
- 〜は○回までとします
- ○分以内に〜ください
- ○件になったら〜
- １ヵ月で○％アップ
- 先月より○人減少　など

　数字を明確にすることで、医院全体のゴールも明確になり、逆算して結果を出せるようになります。また、相手に何かを伝える際にも、誤解されることが少なくなるでしょう。

　数字の線引きは約束です。約束は守るもの。もし、守れないときは、その理由を明確に伝え、代案を出すことも仕事です。万が一約束を守れなかったら、「謝罪」です。加えて、再発防止のための「提案」も必要です。

　"デキる"スタッフ、"デキる"女性は、自分との約束も守るものです！

02 セルフケアグッズ

セルフケアグッズを患者に提案してほしい

Q 当院では、院長の私だけが患者さんに歯ブラシなどのセルフケアグッズの使い方を説明し、購入してもらっています。スタッフにも協力してほしいのですが、どのような指導をしていけばよいでしょうか。

（45歳、院長）

A 過去の勤務先で歯ブラシを患者さんにしっかりと提案していた歯科衛生士が、新しい勤務先では、「売ってはいけない」と勝手に思い込んで、まったく説明をしなくなったという事例があります。

「だって、院長に言われなかったから……」と、言い訳をする歯科衛生士もいます。院長が言わないことはしなくてもよい。それが医院の方針であると思い込んでいる例は少なくありません。

だからこそ、改めて医院の方針として、「セルフケアの重要性」や「歯ブラシの選び方」を全員で共有する時間が必要です。何事も、口で言っただけでできるようになってくれるわけではありません。

本項では、スタッフ主導でセルフケアグッズを提案できるようになるためのスキルアップ方法を紹介します。以下の手順を踏めば、きっとスタッフの成長がみられると思います。

1．セルフケアグッズの勉強会

デンタルショーやインターネット、パンフレット収集など、まずはさまざまな方法で情報を集めてみましょう。さらに、メーカーあるいは歯科商店にプチ勉強会をお願いしてみてください。ビフォーアフターの写真を見ると興味が湧いてくるでしょうし、患者さんにも話したくなるはずです。

また、薬剤の成分や歯周病の症状による効果・効能、副作用を把握することも大切です。さらに、商品の魅力を自分で体験して感じてもらうと、言葉に重みも出てきます。

2．説明用ツールの作成

患者さんの症状に合わせて説明ができる、わかりやすいオリジナルのツールをスタッフで話し合って、作成してもらいましょう。こうした課題に取り組むことで、スタッフの能力や個性が発揮され、医院のチーム力の強化に繋がることも期待されます。院長は、できあがったものを批判したり、命令ばかりしないように気をつけてください。

仕事を楽しいと感じてほしいのに、「結局やっても意味ないよね」ということになったら、取り返しがつきません。くれぐれも立ち位置を考えて行動してください。

3．患者説明のロールプレイ

日ごろから信頼関係を構築していれば、「あなたがそう言うのなら、使ってみるわ」ということにもなりますが、なかなかそうはいきません。

患者さんに信頼されるには、つねに患者さんは何に不安をもっているのかを、歯科衛生士にイメージしてもらう必要があります。患者さんの表情や仕草、言葉の強弱、間の取り方などを、よく観て、よく聴くトレーニングが必要です。

院内で患者対応のロールプレイを続けることで、患者さんの気持ちに気づきやすくなりますし、自分の説明方法の癖に気づき、より質の高い患者説明を身につけるきっかけにもなるでしょう。

4．プチ症例発表

ロールプレイでイメージができたら、患者さんに対してどのような手順で説明するのかを準備させて、「患者さんへの提案＆説明」を発表してもらいます。

ある程度の期間、患者さんの口腔内の変化やデンタルIQのアップなど、実際の体験談をスタッフ間で発表する機会を作ってみてはいかがでしょうか。結果を出すために逆算しなければならない意識が習慣化されれば、他の事例に関しても役に立ちます。

●

院長は、スタッフの取り組みの経緯を見守ることが重要です。指示・命令ばかりされてスタッフが"させられた感"をもっては、行き詰まってしまいます。歯科衛生士として、患者

【02 セルフケアグッズ】

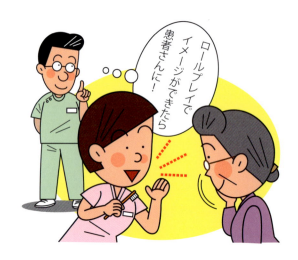

さんの信頼を得る喜び、さらに口腔内の状況がよくなることは、何よりやりがいに繋がるでしょう。スタッフにはそれを感じてもらいたいです。

　小さな段階を踏んで、少しずつ習得していってもらうために、わかりやすい「小さな達成感」が見えるような仕組みを作っていきましょう。物販は数字が出ますから、具体的に目標をもつことができます。

　具体的には、1ヵ月の物販売り上げ目標金額を具体的に決定し、さらに「歯ブラシ　○本」、「歯磨剤　○個」、「デンタルフロス　○個」、「歯間ブラシ　○個」など、各種物品の売り上げ目標を決めます。そして、毎日売れた個数分のシールを貼っていくようにします。このように、女子が楽しく目標を達成できるように工夫してみるとよいでしょう。

　医院の物販の売り上げを、数％の現金やお菓子・飲み物、食事会などでスタッフに還元するプランも、モチベーションを上げる効果として期待できると思います。

? 02 セルフケアグッズ

セルフケアグッズの勧め方

> **Q** 院長から、「少しは患者さんのことを思って、それぞれの状態に合った歯ブラシを勧めてほしい」という要望がありました。私たちは普通に勧めているつもりでしたが、とくに新人にとって「商品を売る」ことはなかなか難しいようで、指導方法に困っています。 （45歳、歯科衛生士）

A そうですね。みなさんの仕事は販売ではありませんから、苦手意識をもっていても無理もありません。

　キャリアを積んだ歯科衛生士であれば、患者さんとの信頼関係があり、治療の経過とともに口腔内の状態を把握したうえで、会話のなかに歯ブラシやセルフケアグッズの話を入れて、何気なく物販へと導くこともできるでしょう。しかし、新人では患者さんとのコミュニケーションをうまくとれていない状況が多く、何かを勧めて買ってもらうのは難しいと思っている人が多いようです。

　歯科衛生士として、患者さんのセルフケアへの関心についてよく聞いたあとに、理想の状態に近づけるお手伝いができるような「意識改革」と「習慣づけ」が必要です。

　まずは「売る」という意識を、「説明する」へと転換してはいかがでしょうか？　患者さんによい結果を出していただきたいからこそ、説明をする義務があると考えてほしいと思います。

　患者さんに家庭で適切なセルフケアを行ってもらう「協力のお願い」であれば、素直な気持ちで伝えられると思います。強制するものではなく、あくまで選択するのは患者さん自身です。

　新人さんにアドバイスする場合は、わかりやすいステップを順に踏んでいくとよいと思います。

【02 セルフケアグッズ】

 ### ステップ１：患者さんと信頼関係を築く

　目的は、患者さんと共通のゴールを目指すことです。歯科衛生士は、信頼関係を構築するためにコミュニケーションをとっていかなければなりません。あなた自身の挨拶や返事、振る舞いなど、言葉の選び方も含めて、日ごろの対応がとても重要です。「あなたが勧めてくれるのであれば……」と言っていただけるように、患者さんには丁寧に接しましょう。

 ### ステップ２：患者さんの情報を集める

　患者さんのタイプを知ることも大切です。性格や体調、置かれている環境など、さまざまな状況を少しでも把握できれば、対応を工夫できます。コミュニケーションシートやサブカルテが情報で埋まるように意識して、会話に集中しましょう。よく使う効果的な質問事項などを決めておくのもよいでしょう。

 ### ステップ３：製品の種類や効果を知る

　医院で販売している歯ブラシなどについて、メーカーのコンセプト、他の製品との比較、勧める根拠などを、経験豊富な先輩や歯科医師、ディーラーに聞いてみましょう。

　さらに、患者さんが理解しやすいように、パンフレットや説明書などをみなさんで工夫して作ってみてください。

 ### ステップ４：ロールプレイ

　患者さんの気持ちを考えて、ロールプレイをしてみましょう。たとえば、

- 治療って痛いの？　いつ治るの？
- してはいけないことってあるの？
- 普通に歯磨きしているのに、何がどう違うの？
- そもそも、どんな歯ブラシが自分に合うの？
- どんな商品があるの？　その効果は？

　このような患者さんの不安を取り除くために、どのような答えが適切でしょうか？　どんな言葉を選べばよいのでしょうか？

　具体的な説明でなければ、新人は理解しにくいと思います。実際にユニットに座り、患者さんの立場になってスタッフ同士でロールプレイをすると、理解しやすいと思われます。ま

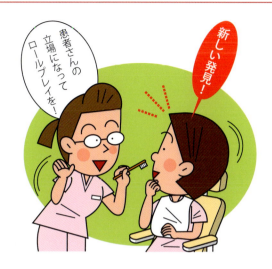

た、わかっていたつもりでも見落としていたことに気づき、新しい発見もあるはずです。

 ## ステップ5：患者さんの感想を聞く

　セルフケアを頑張っているという患者さんの口腔内はどのような状態でしょうか？　毎日の努力の方法や感想を聞いてみましょう。よくなった場合、そうでない場合、すべての声が今後に活かされていくことでしょう。

 ## ステップ6：傾向をまとめる

　患者さんからの声を集めることで、さまざまなセルフケアのデータが蓄積されていきます。年齢、環境、性格などを加味して、患者さんの傾向が掴めるようになると、スムーズにセルフケアグッズを勧められるようになります。経験値が増えるほど、患者さんに伝える言葉に説得力が出てきますし、自信もついてくるのではないでしょうか？

●

　患者さんの喜ぶ顔を見るのはうれしいもので、そこで得られた達成感が次のステージへと繋がっていきます。何も考えずに一生懸命に売ろうとしても、逆に患者さんに嫌な顔をされたり、怒らせたりすることもあります。そんな経験をしたら、次から何も話せなくなってしまうでしょう。院内で情報を交換し、助け合ってステップアップしてください。

03 節約

無駄遣いをやめさせたい

Q 当院のスタッフは、電気はつけっぱなし、ペーパータオルは使いたい放題、材料は残り少なくなったらポイッ。ケチくさいことは言いたくないのですが、無駄が多いです。経営面やエコの面からも、もったいないという意識をもってほしいのですが、どのように指導すればよいのでしょうか。

（45歳、院長）

A 備品の節約やエコのことを、スタッフがまったく考えていないわけではないと思いますが、多くの歯科医院で同じような無駄遣いを見かけます。

スタッフとしては、「節約も大事ですが、それ以上に考えなければいけないこと、やらなければならないことがあって忙しいので、たまたまできていないだけです」といった言い分もあるようです。

また、「いろいろなストレス（自分の思いどおりにならないことや、自分の力不足による勝手な落ち込み）によって、節約を考える余裕なんてないわ」、「気づいていても、見て見ぬふりをしなければならないような状態になっているのは、私のせいじゃないし……」、「院長だって節約なんてしていないし、そもそも『節約しろ』と言われてないし……」といった声も聞かれます。不用意に注意すると、勝手な被害者意識をもたれる場合もあるので、慎重な対応が求められます。

実際にあったとんでもない事例

- スタッフルームのエアコンをつけっぱなしで帰宅
- 連休の前にトイレの水が流れたまま放置（5日間流れっぱなし）
- 雑巾を使わずに、すべてティッシュで済ませようとして大量に消費

- スタッフが毎日、備品の紙コップを使用
- 残り少ない材料を勝手に捨てる
- 備品の通信販売の注文を、誰もチェックせずに頼み放題
- ラミネート加工の器材を私用で使う
- 何も考えずに、ムダにコピーをする
- 患者さんへ勝手に歯ブラシをプレゼントしている
- トイレットペーパーを持ち帰る
- 待合室の雑誌を勝手に注文

　びっくりするような事例の数々ですね。院長の知らないところで、いろいろなことが起きています。当然、管理する仕組みが必要ですが、なかなかそこまで手が回らないのが現実かもしれません。それに、スタッフからすると、「前からそうだったので、自分もやっていた」、「みんなやっていたので、いけないことだと思わなかった」という意識かもしれません。

　急に「ダメ！」と言ってガチガチにルールを作る前に、スタッフが自主的に節約モードのスイッチを入れるように誘導することを意識してみましょう。

スタッフの意見を取り入れよう

　節約あるいはエコについて、院内で話し合う時間を作ることをオススメします。意識調査のための、アンケートをとるのもよいでしょう。また、医院の電気代や水道代、消耗備品代の数字を具体的に示して、検討材料にするのも有効です。

　医院のコストの問題のみならず、地球の資源、エネルギーなど、幅広い視点から話し合ってさまざまな意見を聞くことにより、スタッフ各自が何かを発見し、意識を高めるきっかけになるかもしれません。そのうえで、個人でできること、みんなでできることを提案し合い、何をどのように実践するのかを決めていきましょう。

　具体的な内容が決まったら、それを医院のルールとして係を決め、後輩たちに引き継げる仕組みにしてください。本来、節約は女性のほうが上手なはずです。院長は背中を押す役に徹してください。

スタッフの意識を高めるには

　歯科衛生士は、専門学校や大学で勉強し、国家試験に合格した後は、そのほとんどが一般の歯科医院に就職します。そこで出会う院長および歯科医院こそが、社会と向き合うスター

【03 節約】

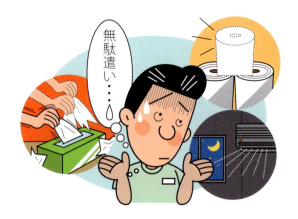

ト地点なのです。つまり、スタッフがその「歯科医院での常識」を「社会の常識」と認識しても、不思議ではないのです。院長の責任は、そのような観点からも大きいといえるでしょう。

　院長は節約の小さな積み重ねにより、お金を稼ぐのと同様にどれだけのお金を生むことができるのか、スタッフに理解してもらう努力を続ける必要があります。スタッフがより積極的に自分の行動に責任をもてるようになると、その先の「結果による満足感」が得られるのではないでしょうか。その満足感が、医院への愛情に変わっていくのです。節約を通して、院長とスタッフが一丸となる意識を育んでほしいと思います。

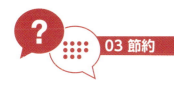

03 節約

節約を意識させる

Q チーフを務めているのですが、後輩スタッフたちは、電気はつけっ放し、水は出しっ放し、材料の管理もずさんで無駄が多いです。節約やコストの意識がなく、使いたい放題になっています。院長から改善するように指示されたのですが、どうしたらよいでしょうか。　　　　　　（33歳、歯科衛生士）

A 資源の「節約」について、現在の地球環境を考え、どう対応すべきなのか、自分たちの職場でも協力できることはないのか、話し合う場をもってみてはいかがでしょうか。若い女性であれば、将来の子育てにもかかわってきます。また、経営面からも、無駄遣いをなくすためにどのような行動をしなければならないのか、ランチタイムなど、リラックスした雰囲気での会をオススメします。

院長が硬い表情で、「節約」や「エコ」と言うと、何となくケチっているように聞こえるので、ここは女性がリードして、堅苦しくない雰囲気作りを心がけてください。

 ## できることを考えよう

医院でどんな無駄遣いがなされているのか、まずはその検証から始めてみましょう。もちろん医療現場ですから、「もったいない！」といって削減するものにも限度があります。できることと、してはいけないことの仕分け作業が重要です。全員の意識改革は、「共通の認識をもつ」という重要な取り組みです。

状況を把握したうえで、節約に関する目標数値を決めてみましょう（あくまでも目安です）。たとえば、毎月の電気代、水道代、ペーパータオルの使用量、ゴミ袋の量など、具体的に取り組めるものを考えていきます。

【03 節約】

【実施できそうな取り組みの例】
〈電気代〉
- 抜いてもよいコンセントにテープを貼る
- 電気を消す時間帯を決め、担当者がスイッチを管理する
- 時間になると消灯するタイマーをつける
- エアコンの温度設定を再考する（設定温度を決めて、記入したシールを貼る）
- 暖房器具を省エネタイプのものに変える
- 室内の温度調整を考えて、ドアの開閉方法を工夫する

〈ペーパータオル〉
- 1枚何円か調べる
- 布タオルなどで代用できることを分類する
- 手を拭いた後、流しの水回りを拭く
- キャンペーンなどを利用してまとめ買いをする

　医院の備品はタダではありません。自分のお金で支払うと仮定したら、節約を考えるはずです。

 ## 納得してもらうことが重要

　節約によって、どのようなプラスがあるのかを理解しないと、節約がただの指示になってしまいます。後輩たちが、ただ命令されてやらされていると感じてしまうと、「うちの先輩はケチで口うるさい」、「院長はそこまで言わないのに、何であんなにムキになるのかしら？」と、個人攻撃になりかねません。なぜ節約が大切なのかをきちんと話し合い、みんなが納得してから取り組みましょう。

　どんな小さなことでも、達成したことによる充実感は仕事のやりがいに繋がります。まずは小さな目標を設定し、小さな達成感を繰り返し感じてもらうように工夫しましょう。人は仕事にやりがいを感じると、次の目標ができるようになります。また、「そうしたい」と自主的な行動に変わる場合もあります。

　"背中を押す"、"お尻を叩く"という言葉がありますが、まずは先輩がその目標に向かって行動している姿を見せたうえで、その結果どうなったのかを医院全体で検証し、後輩に納得させるようにしましょう。

節約を意識させる

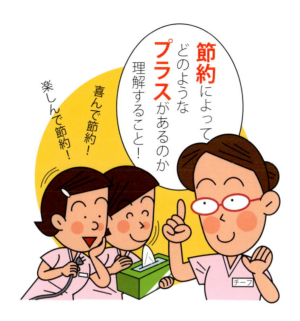

全員で積極的に提案

　ミーティングの際にアイデアを出し合うことで、いままでにない新しいプランが生まれてくる可能性もあります。家では普通にやっていることでも、遠慮してやっていないことがあるかもしれません。提案があったら、まずは否定せずに受けとめることがチーフには求められます。自分の提案によって、数字上もあきらかに改善したことがわかれば、「こんなに医院に貢献したんだ！」いう実感にも繋がるでしょう。

　たった1人の小さな積み重ねでも、みんなが取り組めば大きなものになっていきます。

　スタッフのみなさんの喜びや充実感は、すべて患者さんに反映されます。喜んで節約をする。楽しんで節約をする。

　そして、その節約によって生まれたお金を有意義に使うことにより、仕事の感じ方も変わってくるはずです。まずはチーフが喜ぶ姿を後輩に見せてあげることを意識してください。もちろん、医院のルールになるわけですから、院長にも協力してもらいましょう。

119

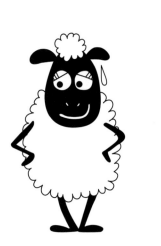

6章 「福利厚生」

01 忘年会
- ▶院長 　【 忘年会なんてやりたくない 】
- ▶スタッフ 【 忘年会がつまらない 】

02 研修旅行
- ▶院長 　【 研修旅行に行きたくないとスタッフに言われたら 】
- ▶スタッフ 【 研修旅行に行きたくない 】

01 忘年会

忘年会なんてやりたくない

> **Q** 毎年忘年会を開いていますが、どんなものを食べるのか、どんな店に行くのかをすべて私が決めています。スタッフからの希望はなく、当日の盛り上がりもイマイチで、何のためにやっているのかわからなくなってきました。もうやめたほうがよいでしょうか。
>
> （38歳、院長）

A 院長としては、「忘年会のそもそもの目的をわかっているのかな？」と、スタッフに言いたくなりますよね。

若い人は、自分の感情で適当に決めつけ、「意味がない！」なんて言葉を簡単に口にします。しかし、そうした判断に多角的な視点はなく、忘年会を開くことの価値、その先の意味、効果について、あまり考えようとしない傾向があります。要するに、すべては「面倒くさい」で終わってしまっているのです。残念としか言いようがないですね。

ここはぜひ、「仕方ない」で終わらせない努力をしてみませんか？

忘年会を開く意味をわかっていない人、頑張ろうとしない人たちに引っ張られて、院長が諦めてしまってはいけません。しようがないではなく、諦めないという意識をもち、ちょっとだけ踏ん張ってみましょう。

院長が諦めては……

忘年会や懇親会を、「しなくてよいならそれでよい」、「それが楽」、「無駄が省ける」と考えている院長もいらっしゃるかもしれません。しかし、スタッフが嫌がるからしないでは、スタッフは育ちません。

もしこれが、子育てだったらどうでしょう。親が諦めた時点で、子どもは伝えられなかっ

たことを知らないまま大人になってしまいます。それは親の責任ではないのでしょうか？
また、親が絶対にこれは必要と思ったことは、できるように仕向けたり、できるようになるまであらゆる工夫を試みるものです。要は、親次第、院長次第ということではないでしょうか？

 ## イメージトレーニング

　忘年会や懇親会の価値を、少し角度を変えて考えてみましょう。
　直接の仕事には関係がないように思えますが、日ごろ考える機会のない大切なことについて、ゆっくり向き合う時間を作ることも、仕事をするうえで重要です。
　そうした時間のなかで感じた何かが、今後の仕事や人生に大きく影響することがあるかもしれません。いまよりもっと優しく、もっと心豊かになれるようイメージトレーニングをしていきましょう。

1.「感謝」って？
　忘年会や懇親会は、開いてもらって当たり前のものではありません。組織の一員として、感謝を忘れないスタッフでいてほしいと思いますが、院長を含めて、全員どう考えているでしょうか。

2.「節目」って？
　「メリハリ」という言葉がよく使われますが、その線引きは何でしょう？　学生時代は進級があり、1年のなかで区切りがありました。ところが、社会人になると、毎日同じようなことの繰り返しになりがちです。考えを改める時間がないような気がしませんか？

3.「組織」って？
　とくに女性は、組織の一員と仲間を混同しているケースが見受けられます。職場は仲よしクラブではありません。一人ひとりが組織の一員として自覚をもっているでしょうか？

4.「歯科医院」って？
　院長は歯科医師であり、経営者でもあります。ボランティア精神も大切ですが、経営を疎かにはできません。スタッフには自分たちの給料がどこからどうやって手元に来るのか、考えてもらう必要があります。
　スタッフからすると、院長は上から指示をする身勝手な存在に見えるかもしれません。しかし、実はその反面に、誰にも言えない努力や悩みもあることを、スタッフはなかなか想像できないと思います。

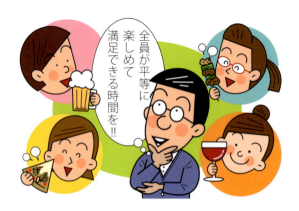

5．「お互いさま」、「おかげさま」って？

　誰しも、自分中心で物事を考えてしまいがちです。

　批判したり、人のせいにしたり、医院のせいにするのは簡単です。どんなに文句を言っても、現実は何も変わらないのです。それでよいのでしょうか？

●

　忘年会や懇親会は、大切なコミュニケーションの場です。有意義な時間とするために、ルールやマナー、タブーについて、一度みんなで話し合ってみましょう。全員が平等に楽しめて、満足できる時間を過ごせるように、さらに今後の仕事に生かせる希望の種になるように、試行錯誤していただきたいと思います。

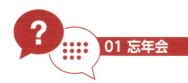

01 忘年会

忘年会がつまらない

Q 先日院長から、「懇親会や忘年会の食事代にいくらかかってると思っているんだ！」と言われて、最悪の雰囲気になりました。私たちも渋々参加するのではなく、みんなで楽しめる会にしたいと思っています。何かよい方法はありますか。　　　　　　　　　　　　　　　　　（29歳、歯科衛生士）

A あらあら、一体どんな会が開催されていたのでしょうか？　なぜ院長はそんな言葉を吐いたと思いますか？　以下に示す事柄について、少し振り返って考えてみましょう。

- 責任者決め／会場選び
- 席次／タイムスケジュール
- 挨拶の内容／進行係の進行方法
- 何もない時間の過ごし方
- 料理に対するみなさんの反応
- お店でのマナー
- 院長対応
- 終了のまとめ方
- 最後の挨拶／感謝の表し方
- お店を出てからの対応
- 次の日の院長へのお礼の言い方
- 今後の仕事への影響度

　いかがでしょうか？　どんな状況でしたか？

　個々で感じたこと、反省したことを書き出して考えてみてください。どうすればこのような事態を避けることができたのか、イメージしてみましょう。そもそも、医院主催の会合は

【01 忘年会】

何のために開催されるのでしょうか？　どうすればその目的を果たせるのでしょうか？

こんなこと、していませんか？

1．歓迎会の主役は誰？
　歓迎会でよくあるのが、主役の新人を差し置いて院長の独り舞台になったり、仲よし同士が集まってただの飲み会になったり、いつ終わったのかもわからない状態で散会してしまったり……。

2．忘年会は1年のお疲れさまの会？
　食事の文句を言ったり、思いっきり高い金額のメニューを頼んだり、一人ぼっちで孤独になっている人を無視したり、患者さんの悪口や過去の事件を大声で話したり……。
　お酒が入ると人が変わってしまう人もいますね。お店の人に迷惑をかけるなどの最悪の状況は避けたいものです。近隣のお店であれば、どこの歯科医院の会なのかがわかってしまう危険性もあります。
　医院全員で行動するということは、院外でも「仕事」の一環です。きちんと意識して礼儀作法を守り、会の趣旨に基づいて有意義な時間を過ごしましょう。先輩のだらしない姿は後輩に引き継がれますので、要注意です。

検証後に行ってほしいこと

　医院主催の会合を振り返ってみて、問題点が見えてきたでしょうか？　検証を終えたら、以下の内容について考えてみましょう。

1．会の目的を周知しよう
　歯科医院は院長の心持ちで成り立っている部分が大きいです。院長からすると、スタッフのみなさんが喜んでくれることが重要なポイントです。不機嫌そうにしたり、不満を漏らしたりすることは、目的に反することになります。

2．役割分担を決めよう
　責任者がいないと、何をするにもまとまりません。スタッフの個性を生かして、幹事は幹事役の得意な人が担当しましょう。普段とは違った連携をすることにより、新しい関係性が生まれることもあります。

3．お酒の席でのルールを決めよう
　「無礼講」なんてとんでもありません。社会人としてしてはいけないこと、言ってはいけ

忘年会がつまらない

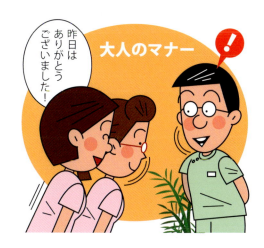

ないことをきちんと理解したうえで、大人の行動をしてください。

4．費用対効果を考えよう

大切なお金をどのように使うのかを意識することも大切です。こうした意識は、仕事にも関係していきます。きっちりしている人とルーズな人の地が表れてきます。

他のスタッフや患者さんが見ていると思って、しっかり行動しましょう。

5．感謝の気持ちを表そう

お店の人への態度、同僚への配慮、次の日改めて院長にお礼を言えるかどうか、こうしたことも忘れずに振る舞えるようにしましょう。

「とてもおいしかったです。院長、ありがとうございました！」

気持ちがこもっているかどうかは、言われたほうはちゃんと気づくものです。できる人のマネをするのも1つの手段です。感謝の気持ちを言葉に出して、なおかつ態度で示してください。

わかっていれば普通にできることも、知らないとできないですよね。大人のマナーや心構えをもって行動してみてください。今年の忘年会後の院長にどんな変化がみられるのか、楽しみです。

? :::: 02 研修旅行

研修旅行に行きたくないと
スタッフに言われたら

> **Q** 当院では、毎年1泊2日で研修旅行に出かけています。ところが、2年目になる歯科衛生士が「行きたくない」と言っているらしく、その他のスタッフも追随して旅行を中止してほしいと訴えてきました。なかなか私の思いが伝わらないようで、どうしたらよいでしょうか。
>
> （49歳、院長）

A 質問にお答えするにあたり、デンタルメディエーター（歯科医院で働く人々の間で意見の食い違いなどから生じた問題の本質を冷静に判断し、問題解決に導く仲介役のこと）としてお尋ねします。

①2年目の歯科衛生士が行きたくない理由は何でしょうか？

②他のメンバーが、2年目の歯科衛生士の要望を伝えてきたのでしょうか？

③チーフ役のスタッフは院長に何と言っていますか？　また、チーフ役のスタッフは行きたくないと言っている歯科衛生士に何と言っているでしょうか？

④2年目の歯科衛生士とその他のメンバーは、昨年の合宿には参加していますか？　そのときの印象は？

⑤研修旅行の「決まりごと」はありますか？（年間スケジュールとして年頭に発表していましたか？　研修旅行プロジェクトとしてミーティングは行いましたか？　旅行会社への予約は誰がいつまでに行いましたか？　どのような条件なら、不参加が許されるのでしょうか？　不参加の場合、その間に何をするのかは決まっていますか？　研修旅行は出勤扱いですか？　それとも有給休暇扱いですか？）

少し突っ込んだ質問をしてしまいましたが、上記の件に関して、何が必要で、何が不必要なのか、足りないところを埋めていくと、今後の予防策になるのではないでしょうか。

毎年同じようなことが起きて、そのたびにスタッフの感情をなだめるのはたいへんな労力になってしまいます。したがって、あらかじめ決まりごとをわかりやすく定めて周知させておきましょう。

しっかりと目的を伝えましょう

伝えることも院長の仕事です。院長自身が、あまりにもスタッフ寄りになってしまい、あの子たちの気持ちもよくわかるなどと、けじめのない対応になっているケースをよくみかけます。医院の方針として、「旅行」というかたちの研修を行うと「決断」したのは院長ですし、その件に関して全員に周知させていたはずです。研修旅行の参加は、いわば医院のルールともいえることです。

では、イメージしてみてください。

あなたは1,000人規模の会社の社長で、毎年恒例の社員旅行に数人の社員が行きたくないという話が耳に入ってきました。

「行きたくない人は行かなければいい」

「今回の旅行は中止！」

と選択するでしょうか？

少人数の歯科医院では、「組織」という考え方が根づかずに、「家族」という捉え方をされているケースが多いように思います。

では、家族と考えるならば、奥様と娘4人が楽しみにしている旅行。1人の娘が、理由も告げずに行きたくないと言ったら、父親としてどうしますか？

①強制的に連れていく
②説得して連れていく
③理由も聞かずに留守番をさせる
④奥様と他の娘たちに説得してもらう
⑤旅行を中止する

それぞれの選択後にどうなるのか、イメージできますよね。あなたが父親ならば、どのような選択をしますか？

研修旅行で得られるものは？

院内だけが仕事の場ではありません。歯科医院はチームで動くことが大切です。チームワ

【02 研修旅行】

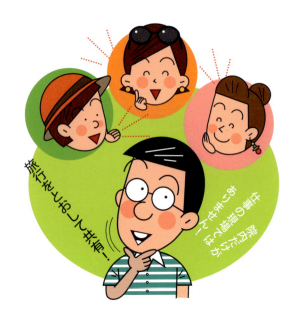

　ークを高めるためには、あらゆる手段が必要だと思われます。日ごろの院内では感じ取れないお互いのよいところを見つけ、なかなか言えない感謝の言葉を伝えたり、過去のトラブルを振り返り、検証・反省からの学びを得たり、ゆっくり将来のことを考えたりなど、旅行をとおして共有できることは多いです。これは、医院全体の問題で、話し合う時間は絶対に必要です。

　院長の心の揺らぎは、スタッフに伝わります。医院のルールとして方向性を定めながら、個々の意見も尊重して、スタッフ全員に自主的に参加してもらえるような雰囲気を院内に作っていきましょう。

02 研修旅行

研修旅行に行きたくない

Q 当院では毎年研修旅行があります。ところが、新人から「研修旅行は絶対に行かないといけないのですか？」と問われ、他のスタッフからも、「本当は研修旅行に行きたくないのに、無理して行っています」と打ち明けられました。チーフとして、どのように対処・説得したらよいでしょうか。

（38歳、歯科衛生士）

A みなさんで研修旅行に行けるなんて、とても幸せな環境だと思いますが、質問者の周りではそう受け取ってはいないようですね。研修旅行があることが当たり前になると、そのことについて「幸せの価値観」や「感謝」という気持ちがなかなか湧かないのかもしれません。

「感謝」の前に、「自我」が出てしまい、与えられた環境や相手のことを考えず、さらには自分の言動が周りに与える影響も考えずに行動することを、「未熟」というのではないでしょうか？　「大人」になるということは、そうした理解から始まるように思います。

もし「子ども」ならば

少しイメージしてみましょう。

運動会が嫌で休んだ子どもがいたとします。ただ嫌だからといって目の前のことを避けていた子どもは、大人になって、その過去をどのように捉えるでしょうか？　あなたは、行きたくないと悩んでいる子どもに何と声をかけますか？

「なぜ行きたくないの？」

「それはどうして？」

「なぜそう思うの？」

131

「それは誰が決めたことなの？」
「もし、そうでなければどうなの？」
「こんなふうに考えることはできない？」
「では、こんな感じになったらどう？」

　子どもに対しては、無理やり行くように説得するのではなく、行きたくない理由をしっかり聞いてあげるのではないでしょうか？　何らかの誤解があったり、勝手な決めつけがあったり、マイナス思考からの妄想があったりするのかもしれません。行きたくない理由を、一緒に探してあげることが必要ではないでしょうか？

説得ではなく会話を

　チーフとして、後輩のスタッフたちとゆっくり会話をしてみてはいかがでしょうか？　ゆっくり話すことによって気持ちの整理ができ、新しい発想ができるかもしれません。

　そもそも研修旅行は、自由参加なのでしょうか？　みなさんはどのように捉えているのでしょうか？　マイナス面ばかり考えていませんか？

　旅行をとおして得ることができる、プラスの面に目を向けてみてはいかがでしょう。

- スタッフ同士のコミュニケーションが深まる
- 日ごろの問題意識の違いを確認できる
- 共通の目的のためのすり合わせができる
- 各ポジションの連携、戦略
- 今後の目標設定や疑問の解消
- 院長とのコミュニケーション
- 旅行中に起こったことについての意識確認
- 同僚への感謝
- 日ごろは言えないことを言葉にする機会
- 個々の新たな能力や意外な魅力の発見

　いかがでしょうか？　研修旅行もよいことがたくさんあるのではないでしょうか？　「プラス思考」で捉えれば、研修旅行が仕事にもたらす効果は決して小さくありません。

　無論、旅行を通じてよくない面がみえてしまうこともあるでしょう。

- 院長の傲慢さがさらにひどくて呆れた
- 先輩の面倒くさがりなところがますます嫌いになった

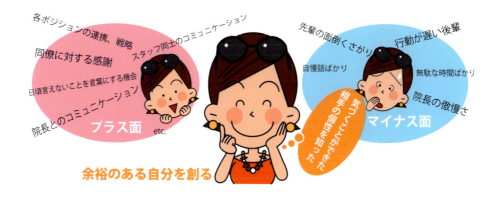

- 後輩のくせに行動が遅い。自慢話ばかりで、気分が悪くなった
- 無駄な時間ばかりで疲れた

　でも、そうしたことも、無意味ではないのです。そこに気づくことができてよかったと考えられる自分を創りましょう。相手の個性を知れば、その後どうするのかを考えられます。そして、余裕のある自分を創っていきましょう。

 ## チーム作りの時間として

　歯科医院はチームで成り立っています。個々の感情を優先してばかりでは、まとまるわけがありません。相手を非難、あるいは批判してばかりでは、何も解決しません。

　研修旅行中は、自分たちが決めた同じ目的のために、何をどうするのかを考え、決めて、行動し、検証します。そういった時間を共有できるよい機会であると考えてみてはいかがでしょうか？

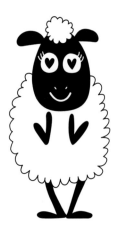

7章 「エトセトラ」

01 **相互理解**
▶院長　　【 スタッフを理解できない 】
▶スタッフ【 院長を理解できない 】

02 **清掃**
▶院長　　【 スタッフルームが汚い 】
▶スタッフ【 院内清掃がいい加減すぎる 】

03 **思いやり**
▶院長　　【 患者さんの気持ちになって仕事をしてほしい 】
▶スタッフ【 クレームにならないように 】

04 **お誘い**
▶院長　　【 スタッフが患者さんに誘われたら 】
▶スタッフ【 患者さんに誘われたら 】

05 **おなやみ**
▶院長　　【 おなやみから「転ばぬ先の杖」を 】
▶スタッフ【 おなやみは成長の種 】

01 相互理解

スタッフを理解できない

> **Q** 開業して15年。若いスタッフとの年齢がどんどん広がり、何か起こるごとに、彼女たちが何を考えているのか、さっぱりわかりません。とくに体育会系で育ってきた私には、どう考えて、どう接したらよいのかわからず、とても疲れています。
> （45歳、院長）

A 確かに男性の院長にとって、女性スタッフの扱い方（？）は難しい問題です。年齢（世代）の差、育った環境の違いなどを理解し合い、チームとして行動するには、時間をかける必要があるでしょう。歯科医院は女性スタッフで成り立つものなのですから。

そこで、院長として、経営者として、「女性脳」を知っておくと、あまり深く考え込まず、無理して理解しようとせずに、「受け入れる器」を作ることができるかもしれません。

人は感情で左右されやすい生き物です。ただでさえ、理解できない男と女。お互いに思い込みのないように、曖昧な言葉や放置している問題、仕組みのなかのグレーゾーンを整理整頓しながら、わかりやすい環境を作る必要があります。もう一度、医院の仕組みを見直してみましょう。

男性脳と女性脳

ここでいくつか、男性脳と女性脳の違いを挙げてみましょう（もちろん例外もありますので、あしからず……）。

１．男性は１番が好き、女性はみんなと一緒が好き

歯科医院経営について、絶対に成功したいと望む院長。その成功の定義が、女性スタッフと一致していますか？　院長と一緒に、スタッフは目的に向かっていますか？

男性にとって、競争心が自身を奮い立たせるといわれていますが、医療現場で働く女性が

大切に思うのは、ナイチンゲールの精神です。そのため、「1番」や「成功」という言葉に、モチベーションが上がることはなさそうです。

"順位をつけてやる気を出させよう！"という戦略は、医療の現場には合いません。

2．男性は論理的、女性は感情的

総じて、女性は数字が苦手といわれます。経営におけるデータを出し、「○％減」と言われても、「……だから何？」と反応が薄いこともしばしばあります。

一方で、目標をみんなで仕事を楽しむために、患者さんが喜んでもらえるようにといった"心を満足させる"ことに設定すると、理解しやすく行動に移しやすいようです。女性は夢や希望、想像が大好きらしいのです。

医院の状況を理解してもらうためには、工夫が必要です。ただ数字を伝えるのではなく、色づけしたグラフでビジュアル化したり、医院の目標をカレンダーに示し、達成の赤丸をつける、シールを貼るなどすると、一目で理解できます。

目標達成時にご褒美を用意するのも、よいアイデアです。「○○まで達成したら、全員が協力して頑張ってくれたというご褒美で、○○をしよう」と、ゴールとご褒美を決めてください。

1）ご褒美のポイント①

スタッフに、ご褒美を考えてもらうのがコツです。楽しいことを考える時間が増えるのはよいことです。話し合いの場で、誰が、どのような行動をするのかも要チェックします。日ごろは見えないスタッフの才能が発揮されることもあります。

2）ご褒美のポイント②

ご褒美の予算を決めます。予算内で購入できるものを探すのも、楽しいものです。

3．ヒーロー願望の男性、シンデレラ願望の女性

愛されたい、わかってもらいたい、評価してもらいたい、特別でいたい。

とくに若い女性は、いつか、自分にぴったりの王子様に巡り会えることを、心のどこかで期待しています。

男性と違い、人生の大きな目的が「シンデレラ」ですから、仕事に対する考え方が院長と違うのは当然です。生きる目的が異なる人間が、たまたま出会って、職場で人生の一部を共にしているのです。

●

全員同じ扱いをしなければならないと、妙に公平にしようとムキにならないようにしま

【01 相互理解】

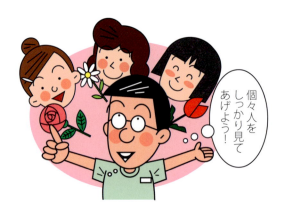

しょう。また、「うちのスタッフは」と、一括りにするのではなく、個々人をしっかり見てあげてください。

　院長には、スタッフ一人ひとりをそれぞれに異なる「花」だと捉え、その夢を叶えてあげられる職場を作っていくことに使命を感じていただければと思います。

　院長の「夢の形」にスタッフをはめようとせずに、歯科医院というステージでともにハッピーなドラマを創っていってほしいです。

01 相互理解

院長を理解できない

> **Q** 歯科衛生士歴7年で、3軒の歯科医院勤務の経験があります。治療内容もそうですが、院長の性格によって、ずいぶん働きやすさが違うような気がします。院長とどのように接したらうまくいくのか、年下のスタッフにも伝えたいのですが、具体的に教えてください。
>
> （28歳、歯科衛生士）

A スタッフに「経営者の気持ちになってほしい」と求める院長もいますが、友人に経営者がいないという人がほとんどだと思います。経営なんてしたこともないわけですから、歯科衛生士の立場で医院経営を理解するのはなかなか難しいことです。ですが、「相手の立場になって考える」習慣をつけておくことは、自立したすてきな女性になるために役立ちます。どうすれば院長の考え方を理解できるのか、考えてみましょう。

理想を押しつけていない？

「院長なんだから、院長らしくしてほしい！」、「こんなの院長としてあり得ない！」なんて、自分たちの理想を院長に押しつけていませんか？　また、その逆に、「院長っていつもこうだから仕方ない……」と諦めていませんか？

院長の仕事は、医院によってそれぞれ少しずつ異なります。何より、院長も一人の男性で、未完成の人間です。理想像の押しつけは、人間関係の構築によい影響を及ぼしません。

男性脳と女性脳

男性と女性では、働くことへの目標や目的が異なり、考え方や求めるものも違います。考え方でいえば、右脳は直感や感性を司り、左脳は言語や思考を司る脳といわれています。

【01 相互理解】

「左脳＝男性脳／右脳＝女性脳」とイメージしてみてください。医科系の歯科医師は、理系の割合が多いと考えられます。そのため、論理的な考えが行動の原点になります。経営者という立場になると、「男性脳」が活発になる確率が高いでしょう（もちろん、女性でも男性脳で考える人もいます）。

男性脳と女性脳の特徴をざっくりと表1に示します。院長と円滑なコミュニケーションをとるために必要なこと、院長が何を求めているのか、何をしてほしいのかの参考にしてみてはいかがでしょうか。院長が考えていることを理解できれば、より効率的に働くことができます。状況判断に長けた「できる女」を目指してみましょう。

院長との会話のポイント

院長との会話で、「何でこんなこと言われなきゃいけないの？」、「いつもあんな言い方して、信じられない！」と、感情的になっていませんか？　そうした方は、理性よりも感情が前面にくる「女性脳の動き」が強すぎる可能性があります。仕事は好き嫌いでするものではありません。ひとまず、なぜ院長がそうした発言をしたのか、その理由（原因）を考え、心のなかを整理してみましょう。院長は、院長としての立場を考えたうえでの発言をしているのです。事実を検証し、よく話を聞いて（傾聴）、確認してください。

疑問が残り、院長に質問する場合は、少し落ち着いてから話し始めましょう。

「申し訳ありません。○○の件で（目的の明示）お尋ねしたいことがあります。少しお時間いただいてもよろしいでしょうか？（聴く姿勢の確認）」

「○○の件ですが（主題の明確化）、私自身は○○と考えています（提案）。院長はどのようにお考えでしょうか？（質問）」

院長の返答を聞く際は、発言をすぐに否定するような言動は避けましょう。大切なのは、

表❶　男性脳と女性脳の特徴

男性脳の特徴	女性脳の特徴
・結果が大事 ・物事を合理的に解決する ・数字で分析 ・一つのことに集中する ・「自分」を中心に考える ・優位に立ちたい	・プロセスが大事 ・同時進行できる ・感情移入する ・決めつけやすい ・「私たち」という視点で考える

院長を理解できない

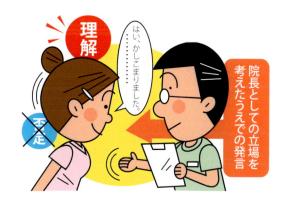

　相手を否定することではなく、理解することです。
　疑問点を理解できたら、次のように会話を締めくくるとよいでしょう。
「はい、かしこまりました（受け入れ）。○○ということですね（オウム返し＆確認）」
「では、○○してみます（再確認）。結果は○日までに（期日）ご報告いたします（約束）」

 "仕事脳"をフル回転させる

　仕事中は、"つねに相手の立場になって"物事を考えることがとくに重要です。以下の9つのポイントに留意して、"仕事脳"をフル回転させましょう。
①目的の確認（報告は結果から）
②数字を意識して、会話のなかに数字を入れる
③憶測で報告しない（個人的な感情を混ぜない）
④原因への対策を最優先
⑤責任の所在をあきらかにする
⑥簡潔に話す（時間を意識する）
⑦相手を尊重する
⑧今後の対策や代案を準備しておく
⑨前向きに行動する姿勢を見せる

　働きやすい環境を整えるためにも、院長と上手にコミュニケーションをとりましょう。

? 02 清掃

スタッフルームが汚い

> **Q** 当院には歯科衛生士・歯科助手が併せて12名います。いつの間にか、スタッフルームは「女の園」になり、散らかり放題で覗くのも恐ろしい状況です。あまりの散らかりように、妻は私に「何とかしろ」と言います。ただ、自由に使ってよいスタッフルームの掃除は仕事ではないですし、何と言ったらよいのか……。
> （42歳、院長）

A 無法地帯と化したスタッフルームを見て、院長はどう思われましたか？

「職場なんだから、本当だったらきれいにして当たり前」

「こんなんじゃ、仕事ができないのも無理もないな」

「ただただ信じられない。女性って恐ろしい」

「掃除くらいできるようになってほしい」

などとお考えでしょうか。それとも、「彼女たちの仕事は診療（治療）だから、それ以外のことを細かく言いたくない」と思っていますか。

スタッフの仕事の線引きは、すべて院長のさじ加減次第です。

子育てに置き換えると、勉強さえしていれば他のことには口を出さないのか、あるいは、勉強以外にも家事手伝いができる子に育てたいのかという、方針の問題です。

院長はスタッフにどうなってほしいとお望みでしょうか。「そこそこ、おかしくない程度に普通にしてくれていたらよい」といった曖昧な考えでは、それ相応にしか伝わらず、スタッフルームの清掃一つとっても、延び延びになってしまい後回しになるでしょう。

筆者が全国の医院を回った経験からいうと、次のとおりです。

- 厳しい院長の医院はきれいに清掃されている
- 曖昧な院長の医院は適当に清掃されている

- 何も言わない院長の医院は清掃されていない

　質問された院長は、「スタッフルームの清掃は仕事ではない」と思っているようですが、仕事の一つです！

 ## 女性スタッフの意識

　スタッフルームの清掃について、一般的な女性スタッフの声を集めてみました。
- きれいなスタッフルームがよいに決まっているけれど、忙しくて掃除ができない
- 休み時間はゆっくり休みたい
- 先輩がしないので何も言えない。だから自分からは動けない
- 自分の分はきちんと整理していると思う
- 収納場所がないから置いているだけ
- ゴミ出しのタイミングが合わない
- 掃除機をかけなくても十分きれい
- 誰かが掃除してくれていると思っていた

　このような意識をもつスタッフに対して、いきなり「スタッフルームが汚い。掃除しなさい！」と叱ると、どんな反応をされるのかわからないので恐ろしくて言えない、という院長もいるでしょう。しかし、散らかり放題のまま放置してしまった責任は院長にあります。仕事の線引きを明確にできるのは院長だけなのです。

　散らかったスタッフルームは、今後入ってくる新人にもよい影響を与えません。いまのうちに手を打っておかなければならないのです。

 ## 清掃をきっかけに5Sを徹底する

　スタッフルームの清掃をきっかけに、医院全体で5S活動について話し合ってみましょう。5Sとは、「整理」、「整頓」、「清掃」、「清潔」、「躾」の頭文字のSをとったものです。

　スタッフ全員で、患者さんや医院見学者の目線になって院内を見たときに、どう思われるのか、率直な意見を出し合いましょう。次に、どう思われたいのかを考え、それを実現するために必要なことを、5W1H（いつ、どこを、誰が、何を、どのように、いくらかけて）に落とし込みます。

　このようなフローは、自分たちで決めたことを自分たちの手で解決する練習になります。また、スタッフ全員で行うことで、達成感を共有できます。

【02 清掃】

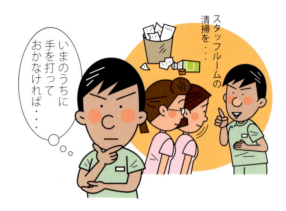

　きれいになった後は、それをキープするための定期的なチェック内容（チェックする場所、チェックする頻度を決め、担当場所を区分けする。区分けごとに責任者を設けて割り振り、どの程度の状態をキープするのかを確認する）を定めます。また、きれいな状態に戻すのにどれくらいの時間がかかるのかも計算し、カレンダーに必要時間を記入します。カレンダーを見ればひと目でやるべきことがわかるように、工夫してみてください。

　スタッフに5Sに関して、現状をどう捉えて、どうすべきかなどのアンケートをとるのも効果的です。自分で気づいて自分で対策を考え、それを実施・達成する期日も決めてもらうと、院長は楽ですね。

　なお、院長室の片づけもお忘れなく。人に言うばかりでは、説得力がありません！

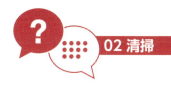

02 清掃

院内清掃がいい加減すぎる

Q 私はスタッフのなかで最も若く、経験も浅い下っ端です。悩んでいるのは院内清掃についてです。先輩たちはきちんと掃除をする気がないようで、院内は雑然としていて汚いです。スタッフルームに至っては、まったく清掃していません。私なりにできることはしたいのですが、院長は何も言わず、先輩たちも関心がないようです。どうしたらよいでしょうか。

（21歳、歯科衛生士）

A 院内清掃にかぎらず、先輩にもの申すのは難しいことです。
学校生活にたとえると、先生の指示を守り、正しいことをしているはずの"いい子ちゃん"が、生徒のなかで浮いてしまう状況に似ているでしょうか？　周りの状況に合わせて波風を立てない、多少道理に合わないことがあっても見て見ぬふりをする。こうした人間関係は、一般社会のなかでもよくみられます。しかし、そうした環境を苦痛に感じ、我慢して仕事をしなければならないとなると、深刻な問題です。何らかの対策を考えるべきでしょう。

問題を放置すると……

質問者は、院内清掃にまじめに取り組まない医院の状況に苛立っているようです。このまま放置するとどうなるか、イメージしてみましょう。

● 2ヵ月後

先輩たちへのイライラが増し、それが顔や態度に出るようになってくる。若いスタッフが交代で清掃しても、先輩たちはやらないどころか清掃に気づいているのかもよくわからない。

● 3ヵ月後

先輩が事あるごとに後輩に仕事を押しつけてくるので、「自分は何にもしないくせに！」

と腹が立ってくる。「院長はなぜ何も言わないのか？」と、院長への不信感が増してくる。

● 1年後

　先輩から頼まれたことは一応やるが、信頼関係はない（正直、あり得ない女だと思っている）。不満を感じているのは自分だけではないようで、院内の雰囲気は悪い。もっとよい職場に移りたいと考えることが多くなった。

　いかがでしょうか？

　いまはまだ、「ちょっと悩んでいる」状態かもしれませんが、問題を放置すると、時とともに複雑にこじれていくものです。

　先輩に不満、院長に不満、医院に不満など、周りへの不満ばかりを考えていると、あなたの能力も魅力も半減してしまい、自分らしさを失っていく可能性もあります。

　職場について考えるときには、まずは自分自身がどんな人間になりたいのか、どんな道を歩んでいくのかを振り返る必要があると思います。何のために働くのか、なぜこの職業を選んだのか、そもそもの目的があるはずです。そうしたことを見つめ直したうえで、勇気をもって、話し合いの場を設けることを提案してみてはいかがでしょうか？　辞める辞めないを考えるのは、それからでも遅くありません。

問題解決のステップ

　本項の質問にあるようなケースでは、先輩や院長に言いたいことは、ミーティングというオフィシャルな場を活用して伝えるとよいでしょう。「○○先輩が掃除をしない」といった個人攻撃ではなく、院内の清掃状況を客観的に報告したうえで、「患者さんのため、またスタッフが働きやすい環境作りのためにも、院内環境の改善について話し合いたい」と、提案しましょう。

　具体的には、以下のステップで改善を図るとよいでしょう。

①現在の医院の5S（整理、整頓、清掃、清潔、躾）状況を調べ、問題をピックアップする（アンケートをとるのも有効）

②問題をグループ分けして、問題解決のための人員を割り振る（あまり人数が多いと意見がまとまらないので注意）。何から手をつけ、どうしていくのか、計画を立てる

③各グループの責任者が、改善のための行程、日程、チェック方法を発表する（責任者ミーティングの開催も考慮する）

④カレンダーや付箋などを使い、問題解決の「見える化」を進め、情報を全員で共有する

院内清掃がいい加減すぎる

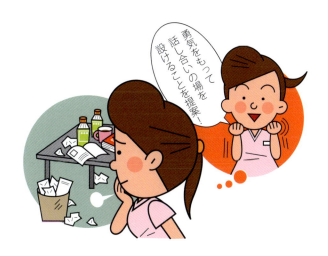

⑤問題解決が習慣化するまで、ミーティングの課題に加え続ける（ミーティングのたびに状況を確認する）

　誰が、どのように、どうしているのか、院長への報告も必要でしょう。貢献度の高いスタッフに対して、全員で感謝を伝えることも大切なポイントです。

●

　「新人だからできることが少ない！」ではなく、新人だからこそ見えてくることもあります。積極的に発言し、医院をよりよいものにするきっかけとなってほしいと思います。

　あなたの「勇気」の先に、「花」が咲きますように。そして、あなたの後輩となる新人が「こんな環境の職場で働けてよかった！」と思える職場になりますように。

03 思いやり

患者さんの気持ちになって仕事をしてほしい

> **Q** 待合室で患者さんを待たせているのに知らん顔。ユニットに通しても、歯科医師が来るまで患者さんを放置。注意すると、「忙しかったので」、「気づきませんでした」と言い訳ばかりで困っています。患者さんの気持ちになって仕事をしてほしいのですが、スタッフをどのように教育すればよいのでしょうか。
> （42歳、院長）

A どこの医院も、予約時間に患者さんをユニットにお通しできるように努力されていますが、治療の状況などによっては、お待たせしてしまうこともあります。その反面、患者さんの多くは自分を中心に考えます。自分の思うようにいかない対応に関して、次々にマイナスポイントを増やし、不満を募らせていきます。

思いやりへのおなやみに対しては、ロールプレイをオススメいたします。スタッフに患者さん役になってもらい、そのときの感情を実感してもらうのです。

「患者さんの気持ちになって！」
「そんなもん考えたらわかるでしょ！」

と言いたい気持ちはわかりますが、人生経験の少ない若いスタッフにとっては難題です。自分自身が意識したことのない感性を、場面を変えて知ってもらうのです。

"患者さんのイライラ"を考える

患者さんが感じるマイナスポイントや、患者さんのイライラアップ度について考えてみましょう。

- （来院前）家庭や仕事の悩みなど
- 駐車場、自転車置き場が雑然としている。雨の日に傘置き場がごちゃごちゃしている

- 受付が無愛想。待合室の子どもがうるさい。読みたい雑誌がない。室温が低い、高い。床に埃が溜まっている
- 待ち時間が長い。受付から説明がない。無視されている感じを受ける。感じの悪い電話応対が耳に入ってくる
- 診療室のスタッフが忙しそうで無表情。思いやりのない態度
- ユニットに座ってから待たされる
- 痛みへの不安。治療の説明（治療中の状況説明）がない。痛みが治まらない
- 院長と歯科衛生士の連携が悪い（何度も同じことを聞かれる）
- 口を開けっ放しにされ、手や器具が当たって痛いとも言えずに我慢の連続
- 治療終了後、「はい、終わりです」だけでそっけない態度
- 次回の治療内容や治療時間、費用に関する説明がない
- 待合室に戻って会計を待つものの、なかなか呼ばれない
- 受付に歯ブラシやその他の商品について尋ねても答えられない
- 次回予約が思った日時にとれず、妥協を強いられる
- 流れ作業のように医院を出される。見送りなし

以上のようなことに心当たりがあると、残念な医院と思われているかもしれませんね。

忙しいなかでも心配りを

　仕事中は忙しいことが多いものです。患者さんへの思いやりが大切だとわかっていても、スタッフの頭のなかはさまざまなことでいっぱいです。たとえば医院の環境（5S）、口腔内の診査と治療のスキル、診療の流れ、器具や機械の操作方法、カルテの記入方法、歯科医師への報告、時間管理、保険点数、自費へのコンサル、報告の仕方、ヒヤリハット、後輩への指導、院長の顔色うかがい、怒られないような態度などです。次から次へと患者さんが来院し、次から次へと作業に追われるため、つい患者さんに感情があることすら忘れてしまいがちです。

　院長にしても、「患者さんを待たせないようにしたい」、「予定時間内に終わるようにしたい」、あるいは、「保険点数をもっと上げるにはどうしたらよいか」、「自費に誘導するにはどうしたらよいか」などと考えながら、仕事に追われていませんか？

　患者さんへの心配りを身につけるためには、行動内容とその目的を完全に理解し、習慣化するためのきっかけが必要です。朝礼、終礼、ミーティングなどで、「患者さんの○○のた

【03 思いやり】

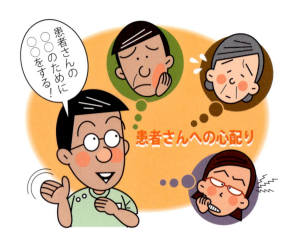

めに○○をする」を口にしていくことから始めていきましょう。院内で「共通の認識」、「情報の共有」を行いましょう。

　歯科医療の仕事は、作業ではありません。痛みをもった患者さんが来院していることを忘れずに、心の痛みも和らげてあげられるような、ホスピタリティのあるスタッフに育ってほしいですね。それにはまず、院長自らがそうした姿を見せてあげてください。

03 思いやり

クレームにならないように

> **Q** 新人研修の際に、クレームをテーマに話す予定です。クレームがあった際の対応方法も大事ですが、そもそもクレームにならないようにどのようなことに気をつければよいのかを知ることが必要だと思います。具体的なアドバイスをお願いします。
>
> （37歳、歯科衛生士）

A 新人は、責任ある立場で人とかかわることに慣れていません。また、クレームの矢面に立たされた経験も少ないでしょう。

そもそも、仕事（マニュアル）の型（かた）を覚えるだけでもたいへんです。自分のことで精一杯ですものね。クレームに恐怖を抱かせず、シンプルに、患者さんの気持ちになる指導を心がけてください。

過去のクレームから学ぶ

クレームについて考えるならば、その原因や対策について、過去の事例を出し合ってみてはいかがでしょうか？

実際にあったクレームに関するロールプレイであれば、客観的に感情をコントロールできます。さらに、対応についても、どうすればもっとよかったのかなど、意見交換を行うことができます。さまざまな角度から検証すると、患者さんのクレームの原因が、実は1つではないことに気づくと思います。

一度起きたことは、今後も似たような形で起きてしまう可能性が高いです。新人のスタッフに対して、「もし、あなただったらどうしたと思う？」と、具体的に意見を聞いてみるのもよいでしょう。新人の意外な素顔が垣間みえるかもしれません。

【03 思いやり】

　問題は毎日起きています。クレームに至らなくても、患者さんの感情の変化（表情の変化）に気づかず、そのまま帰してしまっている可能性は大です。とくに新人は細かいところまで気が回らずに、自分なりの勝手な判断で患者さんの感情を害している可能性があります。そのため、クレームに関する学びは、継続して行う価値があります。

　クレームに至らない小さな指摘が、やがて大きなクレームへと変わる可能性もあることをスタッフ全員が認識し、自分の行動を見直すのも必要でしょう。

居心地のよい歯科医院にする

　痛みや不安をもった患者さんが不快な感情を抱かずに、できるだけ居心地よく医院ですごしてもらうことを考えましょう。患者さんからの指摘は、医院がさらによくなるチャンスでもあります。

　あなた自身が「患者さん役」をして、どんな印象を受け、どんな気持ちになるのか、五感をとおして感じてみてください。ハード面は積極的に変えていきましょう（室内の温度、におい、椅子の位置、雑誌の種類、キッズスペース、BGM など）。

●**患者さんが心地よいと感じるポイント**
- 受付スタッフが笑顔で、「お待ちしていました」と感じられる挨拶をしてくれる
- トイレやパウダールーム（鏡も含む）がきれいに掃除してある
- 予約時間に診療室へ通される
- 待たされる場合も、きちんとその理由を説明してくれる
- 診療室に通されたときにも、スタッフ全員が感じのよい挨拶をしてくれる
- ユニットに座ると安心感のある対応で、歯科衛生士が口の状況を聞いてくれる。その日の治療内容を教えてくれる
- 診療室がとても清潔で、視界に不潔と感じるものがない
- 周りから嫌な会話が耳に入ってこない
- 院長が自分の名前を呼んでくれて、いままでどうだったのかを気にかけてくれる。いまから何をするのかを説明してくれる
- 今日はどれぐらい痛いのか？　長くかからないのか？　ある程度のことを事前に教えてくれる
- 治療中、冷たい、熱い、苦いなど、何があるのかをきちんと伝えてくれる
- 口が開けっ放しにならないように、こまめにうがいに誘導してくれる

クレームにならないように

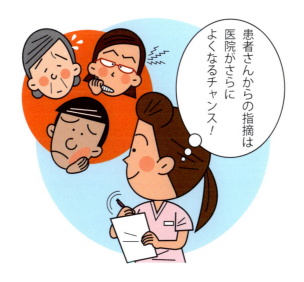

- 診療後にもきちんと説明があり、次回来院までのセルフケアについてアドバイスをしてくれる
- 待たされずに会計をしてくれる
- 次回の予約もスムーズにとれる
- 感じよく送り出してくれる

「患者さんが心地よいと感じるポイント」は、「くれる」ばかりです。そう、患者さんはしてほしいことがたくさんあるのです。言葉にしていないだけで、心のなかでは望んでいます。そうならなかったときに、心のなかに「マイナスポイント」が溜まっていき、我慢できなくなると「クレーム」になるのです。

●

クレームは恐ろしいことではありません。言葉にして伝えていただくことに感謝しましょう。どんなときでも笑顔で、患者さんに寄り添った「優しいお声がけ」ができるようになりたいものですね。

04 お誘い

スタッフが患者さんに誘われたら

> **Q** 当院のスタッフが、ある患者さんから食事の誘いを何度も受けて困っているという話を、別のスタッフから聞きました。いまのところ大きな問題はなさそうなのですが、スタッフのプライベートな付き合いについてどこまで口を出すべきか、悩んでいます。
>
> （35歳、院長）

A 若い女性を部下にもつ院長は、まるで父親のように悩みが尽きませんね。
同じ職場にいても、院長の目の届かないところで何が起こっているのか、窺い知れないこともあります。だからといって、すべてを管理・監督しようとしても、思うようにいかないのが現実でしょう。

スタッフと患者さんが……

「患者さんと付き合ったことがある」
「院長に内緒で交際し、結婚が決まったので報告した」
「患者さんと食事に行き、ご馳走してもらっている」
といったケースを、実際に聞いたことがあります。個人的な付き合いであれば、医院や院長が関知することではありません。しかし、個人的な関係が、医院と患者さんの関係にも影響する可能性は否定できません。

スタッフと患者さんの関係に何もない場合は問題ありませんが、恋愛感情のもつれなどのトラブルがあった場合、その患者さんが来なくなることも起こり得るでしょう。

事情を知らない院長としては、患者さんのことを思って信頼関係を作ってきたはずが、「患者さんが来なくなった。理由がわからない」となってしまいます。後日、スタッフから「実

はこんなことがあって……」と打ち明けられても、手遅れです。

 ## 心構えの共通認識をもつ

　本項の質問のようなケースにおいて、まずは「(プライベートな部分を含めて) すべて報告するように」などと、院長自身の首を絞めるような指示は出さないでほしいと思います。人間関係には、答えのない、白黒はっきりできない部分もあります。スタッフを信じて、自主性に任せておくことも、愛情の一つだと思われます。

　とはいえ、勤務時間中に起こったことですから、院長として線引きを決めておくことも必要です。

　そこで、「心構えの共通認識」を作ってみてはいかがでしょうか？

　組織によっては「社内恋愛禁止」、「業務時間中にお誘いを受けてはいけない」というところもあります（たとえ禁止にしたとしても、男女の仲を完全に止められないかもしれませんが……）。院長を含むスタッフ全員が、お互いに責任感をもって行動できるように、心構えを確認するのです。

　いままでに患者さんから治療以外の件で声をかけられたことがあるか、アンケートをとってみるのも手段の一つです。ここは女性のチーフが主導するとよいでしょう。なかなか自分のことを打ち明けるのは難しいものですから、「他院ではこんなことがあったらしい」と、話を振ってみてもよいでしょう。

具体的事例を考えてみる

　患者さんがスタッフに声をかけてくるケースはさまざまです。たとえば、
- 講演会やセミナーの勧誘
- 推奨する本を読んでほしい
- ネットワークビジネスなどの勧誘
- 投資関係の勧誘
- 友人を紹介
- 食事に招待
- 自宅に招待

といったものが考えられます。

　具体的な事例を集め、お誘いを受けてよいもの、悪いものの線引きを明確にします。

【04 お誘い】

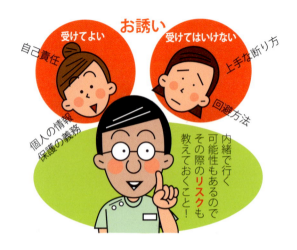

　お誘いを受けてはいけないものは、回避方法や上手な断り方（詳しくは「スタッフ0783相談室」を参照）のトレーニングも必要です。お誘いを受けてもよいと医院で判断したものについても、自己責任であること、個人（医院）の情報保護の義務などは必ず確認しておきましょう。

　仮に患者さんのお誘いを受ける場合は、必ず事前に報告することを義務づけておきましょう。内緒で行く可能性もありますので、その際のリスクも教えておいてください。

　若くて社会経験の乏しいスタッフがお誘いに乗った後、「あり得ない！　こんなことになるなんて」とならないように、スタッフ全員でリスクを考えてみるのもよいでしょう。

　人生にはいろいろなことがあってよいと思いますが、職場での心構え、立ち居振る舞いを示していくことも、経営者の仕事といえるでしょう。

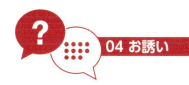

04 お誘い

患者さんに誘われたら

> **Q** 患者さんから「今度、食事に行こうよ」と誘われたスタッフがいます。また、いままでにも患者さんとプライベートで会ったことのあるスタッフがいるようで、若いスタッフとは認識にズレがあると感じます。今後、どのように指導・アドバイスすればよいでしょうか。
>
> （40歳、歯科衛生士）

A まず、この問題には捉え方次第で正解がないことを、誤解のないように了解いただきたいと思います。

　純粋に男性が女性に興味をもち、会いたいと思う心境は自然な流れともいえるでしょう。しかし、「#MeTooムーブメント」が加熱した社会情勢を考えると、大きなトラブルに発展するリスクも考える必要があります。

 個人＆組織のリスク

　「なぜ誘いを受けてはいけないの？」と感じる方もいるかもしれませんが、個人と組織の両面からリスクのあることですから、「大人の行動」が必要です。

　もし自分が好意をもっている患者さんから誘われたら、内心うれしいものでしょう。患者さんとお付き合いが始まり、結婚したケースもあります。順調に推移したケースであれば、よかったねと言えますが、順調にいかないケースもあります。

　社会経験の少ない女性が、誘ってくる男性のことをどれだけ見抜けるかどうかも疑問が残ります。少なくとも、まったく興味をもっていない患者さんからしつこく誘われた場合の「上手な断り方」は、知っておくべきでしょう。

　また、組織によっては、「組織内恋愛禁止」という規則を設けているケースもあります。

157

【04 お誘い】

これは、社員同士の恋愛関係が、仕事に影響するからだと思われます。関係がこじれてしまい、どちらかが退職するようなことになると、組織としてもマイナスが大きいため、抑制していると考えられます。

　歯科医院においては、患者さんから食事に誘われた場合（デートに誘われた場合）、患者さんから仕事の勧誘を受けた場合、患者さんから商品を勧められた場合の決めごとを作成してはいかがでしょうか？　その際には、院長の考えと一般的な常識を照らし合わせ、スタッフ全員の同意が必要です。

 心構えと上手に断るコツ

　誘いを断る場合は、相手（患者さん）を不愉快にさせないように、感情を逆撫でしないように、今後も気持ちよく医院に通い続けてもらえるように、上手に断ることを意識しましょう。以下に、そのコツを３つ紹介します。

１．**少し困った複雑な表情でオウム返しをしてみる**
　（誤解を生まないように、うれしそうな表情や動作をしないこと）

２．**「申し訳ありません。残念ですが、当院では患者さんとの個人的なお付き合いは禁止されています」**
　（柔らかい口調で、あまり感情を入れず、声のトーンを落として）

３．**さりげなく会話を止める**
　（治療の話に話題を変えながら、治療を進める。物を取りに行く感じで席を立ち、戻ってきたら別の話題を振る）

　その後は院長や先輩に報告し、次回からできるだけ二人きりにならないように調整をしてもらいましょう。身の危険を感じるようなケースでは、その患者さんの次回予約日には、診療室で顔を合わせないように取り計らってもらう必要があるかもしれません。

　「ネットワークビジネス／投資／特別と言われる商品」などの勧誘については、安易に返事をせず、「当院では、すべて院長の許可が必要です」と、丁寧に伝えましょう。断ることに不慣れであれば、実際に院長に返事をしてもらうとよいかもしれません。院長に黙ってことを進めた場合、何かトラブルが起きたら自分が責任をとればよいという問題ではありませんので要注意です。

●

　社会人になれば、組織にかかわるさまざまな人との人間関係はつきものです。人間の感情

患者さんに誘われたら

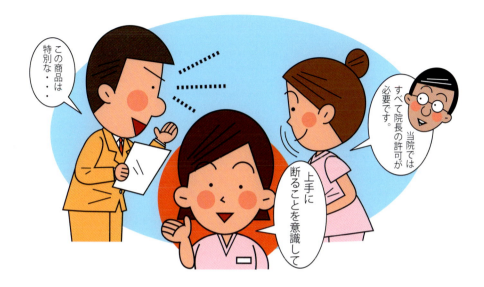

と行動、予期せぬ出来事への対処法を学ぶことは、社会人としての成長を促すものでもあります。自分に起こることは自分に課せられた乗り越えるべき壁だと思って、頭から否定したり逃避したりせずに、対処する術を身につけていきましょう。

05 おなやみ

おなやみから「転ばぬ先の杖」を

> **Q** 当院は開業して25年になりました。息子も歯科医師になり、現在は他県で勤務医として研修中です。経営者として、これまでさまざまな試練を乗り越えてきましたが、まだまだ悩みは尽きません。息子に跡を継いでもらうつもりですが、スムーズにいくかどうか……。いまからどんなことを準備していけばよいでしょうか。　　　　　　　　　　　　　　　　　　（55歳、院長）

A 本書では、医院改革をしていくなかで、必ず「事実確認」が必要であることを繰り返しお伝えしてきました。その事実を検証していきますと、人と人の些細な感情のもつれや小さな誤解、勝手な思い込みによって、スムーズにいくはずの仕事も不思議なくらいに歪んで停滞していき、さらに不幸な道を進んでいく「法則」のようなものがあるようです。

院長の思いや気持ちは理解できますが、「やっているつもり」になっているだけの勘違いも、少なくないように感じます。そうした部分は、わが子の教育と同じように、なかなか自分では気づけないところなのです。

人間は感情の生き物といわれるように、感情的になると冷静な判断ができなくなったり、自分が正しいと思い込んでしまうものです。一方、他人の目であれば、感情を交えずに冷静に事実を見ることができ、検証もスムーズに行えます。事実の検証を重ねたうえでの指摘は、当事者よりも鋭いものになるのです。これは、私があらゆる歯科医院の現場で経験したことです。

おなやみ院長の「やっていないリスト」

おなやみを抱えた医院の院長には、まさかと思うほどやっていないことが溢れています。たとえば、以下のような内容です。

- 問題を見つけようとしていない
- 本来の原因を追及していない
- 問題意識が低い
- 具体的な対策をとっていない
- 問題を軽く考えて、最後まで詰めていない
- 根拠もなく楽観的に考え、真剣さがない
- 覚えていない（忙しいと言い訳）
- すぐに答えない（答えを引き延ばす）
- 報告させていない
- 信じていない
- 待てない
- 希望を与えていない

 ## 問題解決に必要なこと

　問題は曖昧にして放置することにより、どんどん大きくなっていきます。そして結局、やり直すことが一番の早道になります。ごまかしを重ねていくことでそれが既成事実になっていき、さらに問題が歪んでいきます。検証できずに、それが「事実」になっていくわけですから、悪くもないのに傷つく人が出てきます。

　そのような「法則」を考えていくと、次のようなことが結局のところ最も有効な手段だと考えます。

- 1つずつ、丁寧に、素直に受け入れて行動する
- 間違った場合にはすぐに謝罪してすぐに訂正する
- 素直に言葉にする
- 目に見えるようにして、確認しやすいようにする

　悩むのでなく考える、考えるのでなく行動する、行動だけではなく丁寧に続ける、続けるだけでなく振り返ることが大事です。

 ## 転ばぬ先の杖

　院長がいま直面している問題は、その昔どこかの医院でも起こっていたことがほとんどです。歯科医師や歯科衛生士らが集まって運営される歯科医院で起こる問題には、ある種の共

【05 おなやみ】

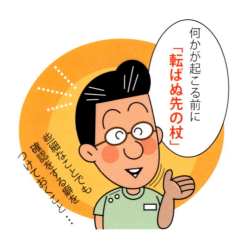

通点がみられることが多いです。
　そこで、何かが起こる前に、"転ばぬ先の杖"（https://m.facebook.com/0783support/）を用意しておくことをオススメします。まずは、些細なことでも確認する癖をつけていくことが、医院のおなやみ解決の第一歩になります。
　経験した院長に尋ねるのも一つの手段ですが、そのとおりにしても、「解決できない」となってしまいがちです。院長の性格、スタッフの性格、仕組みの違いで、一軒ずつ、対策も異なるのです。処方箋は、個人の状態をきちんと検査して把握したうえで診断してから出しますよね。まずは自院を診断してから、手を打つことが大切です。

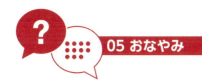

05 おなやみ

おなやみは成長の種

> **Q** 他院で働く歯科衛生士仲間が数名集まると、どこでも似たような問題が起きていて、「院長が問題をうまく解決してくれたらいいのにね」という話になります。しかし、当院の院長はそうではなく、問題だらけです。諦めて淡々と仕事をするか、辞めるしか方法はないのでしょうか。
>
> （28歳、歯科衛生士）

A 私自身、歯科医院に携わるようになってからずいぶん長い時間が経っていますが、院長の経験不足による勘違いや思い込み、不平等な扱い、気分次第の評価などによって、悲しい結末を迎えてしまったケースをしばしば見てきました。

経験の浅い女性スタッフにとって、院長としっくりこないときには、「どうしたらよいのかわからない」が正直なところでしょう。患者対応の悩みならいざしらず、院内の人間関係に関する悩みの解決法は、歯科衛生士学校でも教えてくれません。同様に、院長も歯科大学でそのようなことは習っていないのです（涙）。

 ## 人間社会に悩みはつきもの

どこに行っても、完璧ではない人間同士が寄り集まって社会は構成されています。生まれて初めて遭遇する出来事に右往左往して、時には手段を間違えたり、言葉の履き違いをしたり、勝手な解釈をしたりしても、仕方がないのかもしれません。

故意に間違え、揉めようとして揉めている人はいないと思うのです。よかれと思ってやったことが逆効果だったり、無意識だったり、経験不足だったりの連続なのでしょう。

どのような人間の集団であっても、大小問わず、問題は発生します。「もっとこうすればいいのに」と考えていることも、本当にそれが正しいのかはわからないのです。どの角度で

みて、誰の視点で考え、どのような結果を求めているかで、すべての選択は変わってきます。

さらに、"時の魔法"（年齢を重ねること）によっても、人間の選択は変化します。

「あのときはそうだったけれど、いまは違う受け止め方ができる」なんてことも多くあります。誰しも人生の「答え」を探してしまいがちですが、人生はすべて「経過」ともいえるのです。

そこで、「いまここ（職場）で学んでいる」という考えはいかがでしょうか？

 ## 「仕事とは」の観点を加える

初めて経験する問題に直面したとき、頭を切り換えてこんなふうに考えてみたらいかがでしょうか？

①新しい感情や、新しい感覚を経験させてもらっている
②人間関係とは何なのかを実感させてもらっている
③事件や事故が起こり、よいも悪いも関係なく、経験として積み重ねてもらっている
④"人間形成"の練習をさせてもらっている

さらにここで、「仕事とは」の観点を加えてみましょう。

1人の女性として、仕事をするとは、全国共通で以下の4つのチャンスと捉えることができるのではないでしょうか？

①技術向上のチャンス
②人間関係をクリアにしていくチャンス
③視野視点を変えるチャンス
④人生設計を考えるチャンス

「いまの職場以外に、もっとよいところがあるはず」と思ったとしても、自分自身が変わらなければ、また同じような結果に陥ってしまうのです。誰しも「自分は違う、自分は特別、自分はそうならない」などと思うものです。

このように考えていけば、いまここにある現実をしっかりと受け止めて、具体的な対策に「挑戦」していくことが、問題解決の近道に繋がることがみえてきます。そして、そうした結果を自分の経験値として増やしていき、さらに高い壁を乗り越えていくことが、結果として人生を豊かにしてくれるのではないでしょうか？

おなやみは成長の種

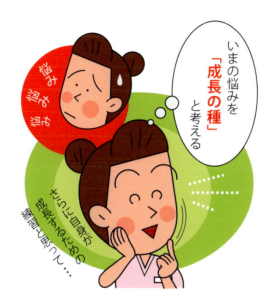

逃げない

　私たちは、逃げられない状態において初めて「学ぶ」ことをします。いつでも逃げられる状態や、どうでもよい状況だと、わざわざ無理して努力をしませんし、歯を食いしばって頑張らないものです。

　たいへんだからこそしっかりと考え、思うような結果が出るまで挑戦し続けてみましょう。続けていくことによって、また新しい光を感じることができるのです。

　どうぞいま抱えている悩みを「成長の種」と考え、さらに自身が成長するための課題であると思っていただきたいと思います。"いま"の積み重ねが、"あなた"を創っていきます！

　私の大好きな言葉、「愛と勇気」をもってすてきな人生を創ってください。

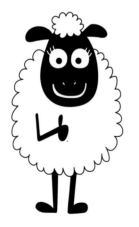

8章 「書き込みドリル」
あなたならどうする!?

院内のニンゲンカンケイを良好なものにするためには、院長がどのような歯科医院にしたいかという明確なビジョンをもち、医院全体がその方向へと進んでいくことが欠かせません。また、その実現のためには、院内の約束事やルールをきちんと整えておかなければ、働くスタッフたちも必要な人"財"として成長することは難しいでしょう。

もちろん、最初から完璧な歯科医院などありません。問題や何らかの対応が必要なことに目を背けず、一つずつ対処する姿勢をもち続けましょう。

本章では、歯科医院でよくある事例を挙げます。読者のあなたが院長の場合は自分の考えを書き込み、その内容を客観的に評価し、もっとよい案やさらに一歩進んだ案などを検討してみてください。また、あなたがスタッフの場合は、自院の方針や自分の考えを書き込み、その内容をスタッフミーティングなどで共有してみてください。どちらの場合も、書き込んだ内容をどうブラッシュアップするかが、よりよい歯科医院にしていくためのポイントです。

▶自院の方針やあなたの考えを書き込んでみましょう。

ドリル 1 スタッフが診療後に残って残業代がかさんでいるとき、
どうしますか？

ドリル 2 全体ミーティングでいつも誰も発言しない場合、
どんな工夫が考えられますか？

ドリル3 スタッフのユニフォームを変更する際、どのような手順で進めますか？

ドリル4 毎日ギリギリに出勤してくるスタッフがいます。どのように注意しますか？

▶自院の方針やあなたの考えを書き込んでみましょう。

ドリル5 スタッフの一人が引っ越しをして、交通費が安くなったにもかかわらずそのまま1年間だまっていたと、他のスタッフより報告がありました。どのように対応しますか？

ドリル6 新人スタッフの退職が続き、その原因がチーフのいじめであることがわかりました。どのような対策をとりますか？

ドリル 7　受付が相談なしに急患を断っていたことが判明しました。
どのような指導をしますか？

ドリル 8　最近求人をかけたところ、どこも人手不足で基本給を既存スタッフより高くせ
ざるを得ず、スタッフから不満の声があがりました。どのように対応しますか？

▶自院の方針やあなたの考えを書き込んでみましょう。

ドリル9
何度注意してもマスクをしたまま患者さんと話すスタッフがいます。
どのような指導をしますか？

ドリル10
スタッフルームからあなたの陰口が聞こえてきました。どうしますか？

ドリル 11 スタッフの対応が悪いと、患者さんから指摘されました。
どのように注意し、対策をとりますか？

ドリル 12 妊娠しているスタッフが時折具合が悪くなり、スタッフルームで休んでいます。
今後のことも考え、どのような仕組み・ルールを作りますか？

▶自院の方針やあなたの考えを書き込んでみましょう。

ドリル13 同年代の歯科衛生士で、技術にもやる気にも差があります。今後それぞれにどのような方針で育成にあたりますか？

ドリル14 新人歯科医師が、キャリアのある歯科衛生士の教え方や指摘がきついと落ち込んでいる様子です。2人に対してどのような声かけをしますか？

おわりに～感謝の繋がり～

　私のプロフィールをご覧になった方から、「なぜ歯科医院にかかわるお仕事を？」とよく聞かれます。きっかけは、いまから20年ほど前に次女がお世話になった、しもだ矯正歯科クリニック・下田哲也先生でした。下田先生に何かお礼をしたくて頭を悩ませた結果、「自分の経験からお話しすること」を考えたのです。

　当時の私は研修という形をとる術もなく、昼休み時間を少しいただき、スタッフのみなさんに数回に分けてお話しさせていただきました。具体的には、メイクやウォーキング、マナー、立ち振る舞いなど、魅力的な女性になるため、そして母親になるために必要だと思われることが中心でした。

　しばらくして、下田先生より「スタッフが輝いて仕事をしてくれるようになった」とうれしいご報告をいただきました。その後、下田先生のお知り合いをご紹介いただき、そのご縁で繋がったのが水上歯科クリニック・水上哲也先生や歯科・林美穂医院・林 美穂先生です。この3名の先生方が、私に歯科の業界に携わるきっかけをくださいました。本当に感謝しています。また、水上歯科クリニックの歯科衛生士・下田裕子さんとは、この業界でともに目標を達成することを誓い合った仲です。子育て同様に自分自身の成長を意識して、仕事に挑戦する日々が続きました。その後、デンタルダイヤモンド社様へ「歯科医院で評価される女性になるためのるーるブック」とともにご縁を繋げてくださったのも、水上先生と下田さんでした。

　デンタルダイヤモンド社の木下様には「月刊デンタルダイヤモンド」と「月刊DHstyle」の連載の機会を、そして田村様には連載の担当として2年間お世話になりました。これまで歯科医院の現場で経験してきたことを文章としてまとめるきっかけとなり、新たな自分を発見できました。そして、このたび書籍出版の機会もいただき、今後の展開も楽しみでなりません。ありがとうございました。

　本書を読んでいただいた皆様、お伝えしたことを何かのきっかけとして活用いただけたら幸いです。いつかお目にかかれる日が来ることに、胸をときめかせています。

　このように、たくさんの方との出会いによって「いまの私」ができています。今後もどんなテーマが求められ、どのような波に乗るのか、それを受け入れる「自分の器つくり」も喜びでしかありません。さらに経験を積み、これまで支えてくださった皆様への恩返しをさせていただきます！　今後ともどうぞ「転ばぬ先の三枝」をよろしくお願い申し上げます。

　新たな出会いを楽しみに……　感謝

2018年12月

中原三枝

● 著者プロフィール

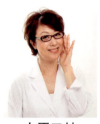

中原三枝
(なかはら みえ)

● 一般社団法人スタイリッシュパフォーマンス協会 代表理事
● World Beauty Associates JAPAN 代表

1984年　ミス・ワールド日本代表として世界大会に出場。国際文化協会に所属し、親善大使として活動する
　　　　その後、イメージアップ、コミュニケーションアドバイザーとして、カルチャースクールやスタッフ研修、講演、雑誌執筆などを中心に活動する
2002年　STYLISH SCHOOL設立
　　　　「個々のマインドとスキルアップが組織を活性化する」をテーマに、組織と個人を対象としたサポートを展開。とくに歯科医院の開業支援から現場スタッフの育成には数多くの実績があり、クライアントは全国に及ぶ
　　　　地域から選ばれる歯科医院を目指した仕組みづくりや、歯科医療のプロとしてのマインドとスキルをもったスタッフの育成に携わる
2017年　STYLISH SCHOOLを一般社団法人スタイリッシュパフォーマンス協会に法人化
　　　　全国スタッフ0783相談室（http://www.0783support.com/）開設

▪ 歯科にかかわるおもな活動
・歯科衛生士学校 非常勤講師
・歯科衛生士スキルアップグループ「5 STAR CLUB」主宰
・歯科医院フロアマネージャー養成、歯科医院受付プロフェッショナル育成、スタッフを育成する人のための講座など

▪ 著書
・『歯科医院で評価される女性のためのるーるブック』https://stylishschool.stores.jp/

院内ニンゲンカンケイのおなやみQ&A
院長＆スタッフがおたがいにわかり合えるためのガイドブック

発行日	2019年2月1日　第1版第1刷
著　者	中原三枝
発行人	濱野 優
発行所	株式会社デンタルダイヤモンド社
	〒113-0033 東京都文京区本郷 3-2-15 新興ビル
	電話 = 03-6801-5810 (代)
	https://www.dental-diamond.co.jp/
	振替口座 = 00160-3-10768
印刷所	能登印刷株式会社

ⓒ Mie NAKAHARA, 2019
落丁、乱丁本はお取り替えいたします。

● 本書の複製権・翻訳権・上映権・譲渡権・公衆送信権（送信可能化権を含む）は㈱デンタルダイヤモンド社が保有します。

● [JCOPY] 〈(社)出版者著作権管理機構 委託出版物〉
本書の無断複写は著作権法上での例外を除き禁じられています。複写される場合は、そのつど事前に(社)出版者著作権管理機構（TEL:03-3513-6969、FAX:03-3513-6979、e-mail:info@jcopy.or.jp）の許諾を得てください。